ÉTUDE CLINIQUE ET EXPÉRIMENTALE

SUR LA

SUTURE DE LA VESSIE

APRÈS LA TAILLE HYPOGASTRIQUE

PAR

Eugène-Henri DIETZ

Docteur en médecine de la Faculté de Paris

PARIS

G. STEINHEIL, ÉDITEUR

2, RUE CASIMIR-DELAVIGNE, 2

—

1890

ÉTUDE CLINIQUE ET EXPÉRIMENTALE

SUR LA

SUTURE DE LA VESSIE

APRÈS LA TAILLE HYPOGASTRIQUE

PAR

Eugéne-Henri DIETZ

Docteur en médecine de la Faculté de Paris

———

PARIS

G. STEINHEIL, ÉDITEUR

2, RUE CASIMIR-DELAVIGNE, 2

—

1890

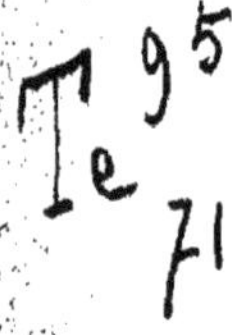

A MON PÈRE

A MA MÈRE

A MA SŒUR

A MES AMIS

A MES MAITRES DANS LES HOPITAUX

A M. LE DOCTEUR MILLARD

Médecin de l'hôpital Beaujon
Chevalier de la Légion d'honneur

A M. LE DOCTEUR TUFFIER

Professeur agrégé, Chirurgien des hôpitaux

A MON ANCIEN MAITRE ET PRÉSIDENT DE THÈSE

M. LE PROFESSEUR SIMON DUPLAY

Professeur de clinique chirurgicale à l'hôpital de la Charité
Membre de l'Académie de médecine
Officier de la Légion d'honneur

SUTURE DE LA VESSIE

APRÈS LA TAILLE HYPOGASTRIQUE

INTRODUCTION

« Revenir à la suture vésicale, serait ramener la chirurgie à la première enfance », s'écrie Belmas en 1827, dans son Traité de la cystotomie sus-pubienne, après avoir énuméré les dangers auxquels elle exposait les opérés.

Malgré l'arrêt prononcé par cet auteur, l'idée de fermer la vessie, fait peu à peu son chemin.

En 1862 paraissent les découvertes pastoriennes sur les micro-organismes. Guidé par elles, Lister crée l'antisepsie. La chirurgie confiante dans la méthode, subit une transformation profonde : plus audacieuse, elle entre dans une phase nouvelle où elle brille d'un éclat jusqu'alors inconnu.

La suture vésicale mieux étudiée dans sa technique, mieux préservée contre l'infection microbienne, revient en honneur. Employée en Amérique, en Russie, en Suisse, en Angleterre et en Allemagne, elle ne jouit pas d'une semblable faveur auprès de l'École française plus prudente.

Dans un remarquable travail publié dans les *Annales des maladies des org. génit. urin.* de 1884, M. le Dr Tuffier s'en montre peu enthousiaste. Mais depuis, opérant dans des conditions particulières et avec la plus rigoureuse asepsie, il la fit deux fois après la taille hypogastrique avec un plein succès.

C'est sur les conseils bienveillants de cet excellent maître, que nous avons fait de cette question le sujet de notre thèse inaugurale.

Maintes fois nous avons dû recourir à sa science et à son expérience : elles ne nous ont jamais fait défaut. Grâce à sa bonté, bien des difficultés nous ont été épargnées. Qu'il nous soit permis de lui exprimer notre vive et sincère gratitude.

Il nous a paru intéressant d'étudier, non seulement les indications de la suture, les divers procédés opératoires... mais encore la part que prend chacune des tuniques de la vessie dans le processus réparateur.

C'est dans l'expérimentation et non dans la clinique que nous devions chercher la solution de la deuxième partie du problème.

M. le professeur Dastre a bien voulu nous permettre de faire nos recherches au laboratoire de physiologie de la Sorbonne. Nous l'en remercions très sincèrement.

L'habileté de M. Bresset en chirurgie expérimentale nous a été d'un précieux secours. Qu'il reçoive nos remerciements pour cette nouvelle preuve de notre bonne amitié.

M. le Dr Latteux s'est chargé de l'examen histologique des pièces.

Nous sommes heureux de pouvoir témoigner à nos maitres, nos sentiments les plus reconnaissants et les plus dévoués.

Que notre savant maitre M. le professeur Duplay daigne agréer l'hommage respectueux de toute notre reconnaissance pour l'honneur qu'il nous fait en acceptant la présidence de cette thèse.

DÉLIMITATION ET DIVISION DU SUJET

Nous laisserons de côté les divers moyens imaginés par les chirurgiens contre l'infiltration urineuse (mèche de coton de Ségalas, taille en deux temps de Vidal de Cassis, drain en T avec décubitus abdominal de Trendelenburg, etc.) pour n'en retenir que deux : les tubes de Périer et la suture vésicale ; les premiers tout puissants à juste titre, nous serviront de terme de comparaison.

Nous ne nous occuperons dans cette monographie que de la suture de la vessie après la taille hypogastrique et après blessure de ce viscère dans le cours d'opérations, ovariotomies ou cures radicales de hernie, gardant volontairement le silence sur la suture nécessitée par une rupture du réservoir : question déjà traitée dans un mémoire de M. le Dr Blum et dans la thèse récente de son élève Lesur.

Après avoir rapidement fait l'historique de la suture, nous parlerons des différents procédés opératoires et de leurs résultats, nous exposerons nos expériences avec leurs déductions et en prendrons occasion pour résumer les travaux des expérimentateurs qui nous ont précédé. Aux observations qu'il nous a été possible de recueillir dans ces dix dernières années, nous en ajouterons deux autres inédites. Les indications, l'exécution, les soins consécutifs à la suture, sa valeur, formeront autant de chapitres distincts. Enfin, de l'ensemble de cette étude nous tirerons les conclusions qu'elle comporte.

HISTORIQUE

Au temps d'Hippocrate, il n'est pas question de taille et encore moins de suture, puisque toute plaie de la vessie est considérée comme mortelle : *moritur autem si quis cerebro sauciatus fuerit aut vesica.*

Celse moins pessimiste, croit possible la guérison de la plaie vésicale, à condition qu'elle soit très petite : *neque desperari debet solida glutinatio vulneris, nisi...*

Franco, en 1561, imagine la taille hypogastrique ; 20 ans plus tard, Rousset, au procédé aveugle de l'inventeur, substitue une méthode précise ; mais ni l'un ni l'autre ne parlent de suture.

Sollingen (1698) recommande la réunion de la plaie abdominale après la taille sus-pubienne.

Dionis (1707), instruit de la disposition du péritoine au-devant de la vessie, se montre partisan de l'épicystotomie et de la suture vésicale, et propose, d'accord avec le premier médecin du roi, Fagon, de la tenter sur le premier criminel condamné à mort qui aurait la pierre.

Joh. Jac. Woyt (1716) s'exprime ainsi dans son Traité sur les plaies mortelles de tout le corps humain : « En faisant une grande incision au bas-ventre, en attirant la vessie au dehors pour réunir les lèvres de la plaie, on pourrait guérir la blessure, pourvu que l'inflammation n'y mît point obstacle. Mais encore, si l'on réussissait par ce moyen, il faudrait l'attribuer absolument au hasard et l'on ne serait pas en droit d'en rien conclure de spécial ni de certain ».

Frère Côme (1760) l'essaye une fois mais sans succès.

Contre l'infiltration urineuse, la suture de la plaie vésicale à la paroi abdominale est alors conseillée, et, Benj. Bell de dire (1789) : « Cela est facile lorsque la plaie siège en avant, mais impossible sans courir de grands périls, lorsque la plaie siège en arrière. Je conseillerais plutôt de coudre proprement la plaie, en pareil cas, de réduire ensuite les parties et de traiter les malades comme je l'ai prescrit aux plaies de l'intestin ».

Gehler (1807) vante la suture des parois vésicales aux parois abdominales et décrit un procédé que d'ailleurs il n'a pas mis en pratique.

Le débat au sujet de l'emploi ou du rejet de la suture de la vessie menace de s'éterniser faute d'arguments sérieux quand Pinel-Grandchamp (1826) fait sur des animaux des expériences « tendant à faire ressortir les avantages de la suture pour obtenir les réunions des plaies de la vessie, et s'opposer aux épanchements urinaires ».

Néanmoins, pour Belmas (1827), c'est un retour en arrière.

Tisseire (1859) expose un procédé assez compliqué.

Pour Larrey et Legouest (1867) la suture est applicable aux plaies par armes à feu et le seul moyen de s'opposer à l'épanchement d'urine. « La suture à points séparés ou la suture du pelletier, serait celle que l'on choisirait en prenant la précaution indispensable de couper les fils et de les retirer par la plaie vers le quatrième jour, afin qu'ils ne tombent pas dans la vessie et ne deviennent pas l'occasion de dépôts lithiques. »

Bouisson, la même année, ne lui est guère favorable. Si on doit la faire, dit-il, « n'introduire les fils que dans l'épaisseur des parois vésicales en deçà de la muqueuse, en les rapprochant pour que l'urine ne puisse pas sortir par les points d'application ».

Baudon et Milliot (1875) donnent chacun un procédé.

Des recherches expérimentales nouvelles, pleines d'intérêt, sont entreprises sur la cystorrhaphie par Vincent (1881) ; il est suivi dans cette voie par Fischer (1882), Bouley (1883), Maximow et Snamensky (1884-85), Corona et Falchi Arimondi (1886), Brenner (1887).

Duchastelet (1883), partisan de la suture préalable, imagine un ingénieux instrument, le cystorrhaphe, afin d'en faciliter et d'en régulariser l'exécution.

Troquart (1887), lui aussi, donne la préférence à la suture préalable.

Depuis l'avènement de la chirurgie antiseptique, la suture vésicale a été pratiquée fréquemment sinon avec un succès complet, du moins sans accident, par Keyes, Parker, Kispert, Pilcher, Lister, Dulles, Ultzmann, V. Bergmann, Zézas, Géza d'Antal, Lindner, Kümmel, Kœnig, Petersen, Bruns, Makawejew, Orlowsky, Sklifosowsky, Mickulicz, Zancarol, Julliard, Reverdin, Bassini et Corradi à l'étranger.

Elle est repoussée par Dittel, Albert, Meyer, Trendelenburg, Thompson.

Les résultats peu encourageants de MM. Monod et Verneuil ont rendu les chirurgiens français méfiants à l'égard de la suture. Malgré la défaveur où elle est tombée MM. Lucas-Championnière, Bazy, Schwartz, Péan (1), Pozzi et Tuffier l'ont employée et non sans succès.

MM. Marc Sée et Guiart lui sont favorables.

M. le professeur Guyon sans en être l'adversaire absolu, attend qu'elle soit mieux perfectionnée et il résume son opinion dans la proposition suivante : « La suture sera hermétique ou ne sera pas ».

(1) Communic. orale.

PROCÉDÉS OPÉRATOIRES

« Fermer la voie accidentelle créée par l'opération,
c'est évidemment rendre impossible tout accident lié au
passage de l'urine, et réaliser l'idéal de la cystotomie »
(M. Sée). Malheureusement la vessie, organe essentiel-
lement mobile, obligée d'adapter continuellement sa
capacité à son contenu, se prête mal au traitement des
plaies ordinaires. C'est pourquoi tous les auteurs se sont
évertués à trouver une suture étanche, capable de résister
aux alternatives de vacuité ou de réplétion de l'organe.
Les modes de suture ne manquent donc pas, mais la
plupart n'ont pas été sanctionnés par leur application
sur l'homme. Ils peuvent se distinguer en : A. *Procédés
théoriques* ; B. *Procédés expérimentés sur les animaux* ;
C. *Procédés appliqués sur l'homme.*

A. — PROCÉDÉS THÉORIQUES

Procédé de Tisseire (1859). — A cette date, la suture
par affrontement des bords était seule connue. On réunissait les parois vésicales avec des fils non résorbables.
Aussi, Tisseire n'a-t-il d'autre but que de faciliter la
recherche et l'enlèvement des fils ; la recherche des fils
par l'emploi de fils colorés ; l'enlèvement des fils par la
fixation de leur extrémité libre sur un petit rouleau de

sparadrap maintenu au dehors de la plaie abdominale demeurée béante.

Plus tard, Larrey et Legouest (1867) conseillent pour les plaies par armes à feu, la suture à points séparés ou celle du pelletier et l'ablation des fils le quatrième jour, afin d'éviter leur incrustation ou leur chute dans la vessie.

La même année, Bouisson, le premier, recommande de ne pas comprendre la muqueuse dans les points de suture qui devront être très rapprochés.

Le procédé de Tisseire, très rationnel à l'époque où l'on ignorait les principes de la suture vésicale, la résorption du catgut et l'innocuité de la soie aseptique enkystée dans l'épaisseur des tissus, n'a plus aujourd'hui sa raison d'être.

Procédé de Milliot (1875). — Pour refouler la vessie en avant, et en faciliter la suture en surjet, l'auteur a l'idée d'agir directement sur elle à l'aide d'un ballon *spécial* qui n'est que le devancier malheureux de celui de Petersen. Afin de l'introduire dans le réservoir, il faut bien lui faire traverser l'urèthre ; l'exécution, difficile à concevoir chez la femme, nous semble impossible chez l'homme.

Le ballon de Petersen a supplanté celui de Milliot, déjà condamné par l'impossibilité de son application.

Le procédé de Tisseire comme celui de Milliot est donc un mode opératoire suranné, qui, de l'arsenal du chirurgien passe dans les archives de l'histoire.

Suture préalable. — Duchastelet (1883) puis Troquart (1887) préconisent la suture à la manière de Lembert, avant l'incision de la vessie. Afin de laisser le champ libre au bistouri, la partie médiane des fils est attirée pour former des anses d'une longueur suffisante. L'incision vésicale étant terminée, la traction sur les 2 chefs fera disparaître les anses des fils qu'on n'aura plus qu'à nouer.

La *suture préalable* n'est pas indispensable, et n'a pas été, que nous sachions, appliquée sur l'homme. L'employer, serait, ce nous semble, un aveu d'inhabileté.

B. — Procédés expérimentés sur les animaux

L'exposé assez détaillé des procédés expérimentés sur les animaux, à propos de nos expériences, nous permettra d'être bref. La suture du pelletier a donné à Pinel-Grandchamp (1826), 29 guérisons sur 38 opérations. Mais elle était passible de plusieurs reproches: les fils traversant toute la paroi exposaient à plusieurs dangers, de plus le simple rapprochement des bords de la plaie ne donnait pas une sécurité suffisante.

Baudon (1875), tout en comprenant encore la muqueuse dans la suture, adosse de larges surfaces. Mais son procédé est si compliqué, l'exécution en est si difficile, qu'il n'obtient que de médiocres résultats.

On doit à Vincent (1881) une excellente suture. Elle consiste dans l'adossement péritonéal par des points séro-musculeux et séro-séreux.

Bouley (1883) n'a qu'à se louer de son emploi.

Fischer (1882) la modifie légèrement en rendant tous les points solidaires les uns des autres et en nouant les deux chefs du fil, lorsqu'elle est achevée.

Maximow et Snamensky (1884-85), par-dessus la suture séro-musculeuse font aussi une suture séro-séreuse continue.

Corona et Falchi Arimondi (1886) entre-croisent leurs fils.

La suture de Vincent est évidemment parfaite dans les cas de blessure ou de rupture intra-péritonéale de la vessie, et, c'est à elle que le D' Blum a eu recours dans le cas qu'il a publié en 1888. Mais dans la taille hypogastrique, il n'y a plus la séreuse dont la prolifération est si prompte et si apte à la réparation de la plaie. C'est pourquoi Brenner (1887) vante après l'épicystotomie, son nouveau procédé que nous pourrions appeler « *suture en coulisse* ». L'expérimentation que nous en avons faite sur le chien, nous a donné les meilleurs résultats, aussi serions-nous assez tenté de le recommander après la taille à cause de l'épaisseur et de la solidité de la cicatrice.

C. — Procédés appliqués sur l'homme et résultats

a) *Procédés.* — A l'origine de la suture, on réunissait les bords de la plaie vésicale comme ceux d'une plaie ordinaire, c'est-à-dire qu'on intéressait toute la paroi. La réunion vésicale après la taille, a été ainsi obtenue, la première fois, par Lotzbeck (1858), puis par Ultzmann (1879) et Kispert (1881). Mais actuellement, une telle conduite du chirurgien paraîtrait bien téméraire. Le catgut ou la soie ne se modifiant guère dans l'intérieur du viscère, peuvent devenir le noyau de calculs (obs. de Assmuth et exp. de Znamensky). De plus, les minces parois, diminuées de l'épaisseur de la couche épithéliale de la muqueuse peu propre à la cicatrisation, diminuées en partie, pourrions-nous encore dire, de l'épaisseur de la celluleuse à réparation difficile, réalisent, à cause de leur ténuité, une condition peu favorable à la réussite de la suture.

Aussi, la suture après la taille sus-pubienne a-t-elle eu le même sort que la suture consécutive à la fistule vésico-vaginale : à l'accolement simple des bords, on préféra l'affrontement d'une large surface avivée.

Vincent, puis Duchastelet avaient conseillé de gratter les bords de l'incision pour adosser les surfaces cruentées de la musculeuse ; Géza d'Antal de Budapest proposa de faire cet avivement oblique, infundibuliforme, et arrivé sur la muqueuse, de couper celle-ci verticalement, puis finalement de rapprocher à la soie sublimée les surfaces saignantes, mais sans toucher à la muqueuse.

Deux fois il appliqua sa méthode et obtint une réunion *per primam*.

Pilcher fut aussi heureux.

Malgré ses succès, le mode de Géza fut délaissé, nous ne savons trop pour quelle cause.

On revint à un seul plan de suture comprenant seulement la musculeuse, comme Bond ; ou bien l'on fit une deuxième ligne de suture au-dessus de la première.

Tiling et Schmitz emploient une suture profonde à points séparés, et par-dessus une suture du pelletier à la soie.

K. Francks et Kümmel procèdent de la même manière, mais préfèrent le catgut. Zancarol, Lindner, Schwartz, Tuffier, se servent aussi d'une suture à deux étages ; Bazy, d'une suture en bourse.

Orlowsky ppliqua 2 fois la suture de Gély à la soie, mais elle laissa passer l'urine le 5ᵉ et le 6ᵉ jour.

Julliard et Petersen prolongent leur suture au delà des extrémités de la plaie pour éviter les filtrations d'urine assez fréquentes aux deux angles de l'incision.

Pozzi réunit d'abord les 2 lèvres très près de leur bord, mais sans piquer la muqueuse, puis place une 2ᵉ suture à points séparés à quelques millimètres au-dessus de la 1ʳᵉ et adosse les parois vésicales à la manière d'une suture de Lembert.

L. Championnière va plus loin encore fait et 3 plans de suture. Le 1ᵉʳ plan sert à affronter parfaitement les lèvres de la plaie. Les 2 autres sont destinés à protéger le 1ᵉʳ et à empêcher son tiraillement lors de la distension de la vessie, de sorte que la face externe de celle-ci se trouve adossée 2 fois à elle-même au-dessus du 1ᵉʳ rang.

Bassini de Padoue suit la même pratique.

Par ce dernier procédé, on cherche la sécurité au dépens de la capacité vésicale. La sécurité ne pourrait qu'y gagner, ce nous semble, si avant de faire ces adossements successifs, on avivait à plat les surfaces fibreuses de la vessie.

b) *Résultats.* — Flury dans sa thèse de Tubingue, 1879, rapporte 10 cas de suture vésicale, tous suivis de guérison.

Plus tard, au congrès de Magdebourg, 1884, Berg·mann cite une autre série de 10 cas, également suivis de succès.

Statistique de Schmitz. — Sur 55 cas relevés jusqu'en 1886, il y a eu 47 guérisons, dont 17 réunions par première intention, soit 31 0/0 : 13 sur des enfants, 4 sur des adultes. Quand la réunion a échoué, la suture n'a manqué que le 3ᵉ jour ; le plus grand danger était passé.

Statistique de Meyer (1886). — 41 cas, 16 réunions *per primam*, soit 39 0/0.

Statistique Bereskin. — Irschick, de 1884 à 1886, a fait à l'hôpital Wladimir de Moscou, 20 opérations de taille suivies de suture, sur des enfants, 7 réunions par première intention, soit 35 0/0. La filtration d'urine s'est faite entre le 2ᵉ et le 14ᵉ jour. Malgré cet accident, la réunion a été plus prompte que dans les cas non suivis de suture.

Statistique de Couvée (1887). — Service d'Iterson à la clinique de Leyde.

Tailles sus-pubiennes suivies de suture au catgut. Iodoforme dans la vessie.

1ʳᵉ série : 17 enfants, 12 réunions *p. primam* (âges : 17 mois à 13 ans).

2ᵉ série : 2 hommes, 2 réunions *p. primam* (âges : 18 et 61 ans.

3ᵉ série : 1 enfant et 2 hommes, 3 réunions *p. primam* (âges : 4, 22, 31 ans).

Total : 22 opérations, 17 réunions par première intention, soit 77,27 0/0.

Statistique de Bassini (1887-90). — 21 opérations de taille avec suture vésicale à 3 plans.

14 guérisons immédiates (cicatrisation en 10 à 12 jours) 66,66 0/0.

6 guérisons après écoulement d'urine (cicatrisation en 18 à 30 jours).

1 mort chez un vieillard de 78 ans, atteint de cystite purulente.

Age des malades : de 2 ans 1/2 à 78 ans.

Ces chiffres sont encourageants. Ils nous montrent que la réussite de la suture est commune et ne constitue plus un « tour de Maître » extraordinaire qu'on note avec plaisir comme une heureuse exception au milieu de nombreux échecs.

Le succès est presque certain quand il s'agit d'une plaie intra-péritonéale survenue dans le cours d'une opération et réunie par la méthode de Lembert comme pour l'entérorrhaphie. Mais, dans la taille hypogastrique, le soin que l'on prend d'éviter le cul-de-sac péritonéal, prive par cela même le chirurgien d'un auxiliaire puissant. Un jour peut-être, devenu plus hardi encore, redoutera-t-il moins la séreuse et trouvera-t-il dans la plaie voulue du péritoine, le moyen d'une prompte et sûre guérison.

A. — EXPÉRIMENTATION ANTÉRIEURE

Les expériences sur la suture de la vessie ne datent pas d'hier. Dès 1826, Pinel-Grandchamp, sur un total de 38 chiens, n'en perdit que 9. La suture qu'il employait était celle du pelletier : simple affrontement bord à bord des lèvres de la plaie. Les fils laissés 15 jours, développaient autour d'eux un travail ulcératif; quelques-uns s'incrustaient de sels calcaires.

Pour simuler les calculs, Pinel avait introduit dans la vessie des débris de pierre humaine, des morceaux de gélatine, des grains de plomb. Deux chiens périrent : les calculs s'étaient engagés dans l'urèthre, avaient oblitéré ce canal et finalement provoqué par rétention d'urine, l'éclatement de la suture.

Une commission composée de Lisfranc, Maingaut et Amussat, chargée de rédiger un rapport sur les travaux de Pinel, assista aux autopsies.

Elle constata l'existence de cicatrices parfaites ou incomplètes, d'adhérences épiploïques ou intestinales, d'une tuméfaction de la muqueuse au siège d'un calcul triplé de volume.

Au dire d'Emery, des expériences semblables avaient déjà été faites par Jobert.

Baudon (1875) se propose pour fermer la plaie de la vessie, d'adosser les faces celluleuses.

Il se sert d'une sonde molle divisée en 2 parties à son extrémité vésicale. Ces 2 parties en forme de V sont garnies d'autant de fils qu'on veut faire de points de suture.

L'opération comprend les différents temps suivants : Taille hypogastrique. La sonde molle est introduite dans l'urèthre par cathétérisme rétrograde au moyen d'une sonde métallique conductrice à laquelle on l'a attachée. Passage des fils de la sonde à travers les parois vésicales à 8 ou 10 millimètres des bords de la plaie. Entre-croisement. Passage à travers les parois abdominales. Nouvel entre-croisement. Puis fixation sur une plaque rigide placée sur les téguments. La cicatrisation vésicale étant supposée terminée, on coupe les fils fixés sur la plaque rigide de l'abdomen et on retire la sonde avec les fils.

Nous n'avons cité que pour mémoire le procédé si défectueux de Baudon : l'expérimentation l'a d'ailleurs condamné.

Vincent, de Lyon (1881), après de nombreuses et remarquables expériences sur le chien, propose 2 sortes de sutures qui lui ont donné d'excellents résultats.

1° La suture séro-musculeuse comprenant les seules couches péritonéale et musculeuse ;

2° La suture séro-séreuse limitée au péritoine viscéral.

Plus les points d'entrée et de sortie de l'aiguille sont distants de la ligne de la plaie, plus l'adossement sera étendu et meilleure sera la suture.

La combinaison de ces deux modes de suture donne une cicatrice très solide. Les fils, résorbables, préservés du contact de l'urine par l'interposition de la muqueuse, ne peuvent ni se couvrir de concrétions ni tomber dans la vessie ou déterminer des fistules autour d'eux.

Pour Vincent, toutes les couches de la vessie, sauf la couche épithéliale de la muqueuse, se réunissent avec une grande rapidité.

Baudon avait remplacé l'affrontement simple de Pinel par l'adossement, mais il intéressait encore la muqueuse. Vincent, par sa méthode, réalise d'emblée les desiderata du procédé si compliqué de Baudon. Désormais, le principe de la suture, déjà formulé par Bouisson, en 1867, c'est-à-dire l'exclusion de la muqueuse, est nettement établi. Le désaccord des expérimentateurs ne portera plus que sur la nature des fils, la manière de les disposer ou de les lier; mais ces modifications ne sont souvent que des complications au lieu de constituer un réel progrès.

Fischer (1882) résèque des portions de vessie à 8 chiens et obtient 5 guérisons. La plaie est réunie par une suture séro-musculeuse. Voici comment il procède : La suture est commencée à l'un des angles de la plaie, loin de la ligne d'incision. Il laisse libre le chef du fil opposé à l'aiguille sur une longueur de 4 à 5 cent. Les deux lèvres de la plaie étant traversées, au lieu de faire un nœud, il passe l'aiguille sous l'anse formée par le fil de manière à rendre tous les points solidaires les uns des autres. Puis la suture terminée, il noue les deux chefs du fil.

Fischer préfère le catgut à la soie, et les ciseaux au bistouri comme instruments de diérèse de la vessie.

Bouley (1883) expérimente sur 5 chiens les 2 sutures de Vincent et en obtient de bons résultats. Il rejette le catgut qui, d'après lui, étrangle les fibres musculaires et les coupe rapidement et donne la préférence aux crins de Florence.

Pour lui, la cicatrisation des couches de la vessie s'opère rapidement, à l'exception de la muqueuse dont « la restauration et l'accolement définitif doivent se faire avec une grande lenteur ».

L'expérimentation démontre à Maximow (1884-85) que comprendre la muqueuse dans la suture c'est s'exposer à deux dangers : 1° difficulté sinon impossibilité de l'affrontement des deux musculeuses à cause de la muqueuse qui tend toujours à faire hernie au dehors et partant à s'interposer entre les deux lèvres de l'incision; 2° incrustation des fils. Doù la recommandation de passer le catgut dans l'épaisseur de la paroi où il est résorbé, tandis qu'il ne subit aucune modification et devient dangereux lorsqu'il pénètre dans la cavité du viscère.

Znamensky (1884) dans ses recherches sur les plus larges résections vésicales possibles sans que la vie de l'animal en soit compromise, ne trouve pas de sécurité dans la suture vésicale primitive de Pinel ; il ⸗ une mort par péritonite. La suture séro-musculeuse, renforcée par une suture séro-séreuse continue, prolongée de 1 cent. au-delà des angles de la plaie suivant le procédé de Julliard et de Petersen, et répétée 2 ou 3 fois en étages, lui donne les meilleurs résultats. A l'autopsie, le siège de la cicatrice est invisible à l'œil nu. Seul, le palper peut reconnaître un épaississement de l'organe dû aux adhérences épiploïques.

De même que Fischer, Snamensky préfère le catgut à la soie et les ciseaux au bistouri pour la résection vésicale.

De leur côté Corona et Falchi Arimondi (1886) prennent comme sujets d'expériences divers animaux, chiens, lapins, agneaux. De leurs travaux ils concluent que la suture vésicale est d'une exécution facile. La réunion peut être obtenue en 22 heures. L'emploi du catgut est préférable. Une cicatrice complète est possible même après une incision en croix.

Pas de péritonite, pas d'hémorrhagie incoercible, pas d'infiltration d'urine. L'épicystotomie avec suture vésicale, chez les animaux du moins, est donc aisément praticable et d'un succès certain. Les auteurs ont employé une suture entre-croisée dont les points étaient distants de 3 millimètres.

Znamensky pour obtenir la réunion de la plaie a recours à l'exsudat plastique péritonéal. Or dans la taille hypogastrique il n'y a pas de séreuse vésicale. Aussi, Brenner (1887) pour se placer autant que possible dans les conditions de la taille haute recommande-t-il le mode de suture suivant qu'il a expérimenté sur des chiens. C'est une double suture en bourse. Après avoir séparé la muqueuse de la musculeuse sur les bords de la plaie, on circonscrit celle-ci par un fil de soie passé dans le tissu sous-muqueux à 2 ou 3 millim. de la surface de section. Un deuxième fil est passé un peu plus excentriquement dans l'épaisseur de la musculeuse. En serrant successivement ces deux fils, véritables cordons d'une bourse dont l'ouverture serait l'incision vésicale, on obtient un affrontement très solide, en rosette, au niveau duquel la vessie résiste plus que partout ailleurs. Les expériences montrent que la vitalité des tissus compris dans cette suture n'est nullement compromise.

Les avantages de cette méthode seraient :

1° Inutilité d'une sonde à demeure ;

2° Petite étendue de la plaie qui doit se cicatriser rapidement ;

3° Épaisseur et solidité de la cicatrice ;

4° Longueur insignifiante des deux fils abandonnés dans les tissus.

Son seul inconvénient serait de diminuer un peu le volume de la vessie.

En somme, ces expérimentateurs se sont efforcés de réaliser dans leur suture, les deux conditions suivantes :

1° Exclusion de la muqueuse ;

2° Réunion de larges surfaces et non pas simplement des bords de la plaie.

B. — CONSIDÉRATIONS ANATOMIQUES SUR LA VESSIE DU CHIEN. — MANUEL OPÉRATOIRE DE LA TAILLE HYPOGASTRIQUE. — PANSEMENT.

. La vessie du chien est recouverte complètement par la séreuse qui lui forme une enveloppe adhérente. Toute plaie est donc nécessairement intra-péritonéale. La vascularisation abondante se dessine sous forme de nombreux lacis de vaisseaux contournés, parfois en relief.

Le volume de l'organe n'est pas toujours proportionnel à la taille de l'animal. L'épaisseur de la paroi rétractée est en moyenne de 1 cent., dont 1 millim. pour chacune des deux couches extrêmes, muqueuse et séreuse, et le reste pour la musculeuse. En faisant tendre les lèvres de l'incision vésicale, on limite assez facilement la suture à telle ou telle tunique. Il est rare de ne point trouver de l'épiploon au-devant du viscère : l'existence de ce repli favorise la réparation rapide des plaies situées sur la face antérieure.

La présence du péritoine et de l'épiploon différencie donc la taille hypogastrique canine de celle de l'homme. Il est regrettable que l'analogie ne soit pas plus parfaite. Quoi qu'il en soit, à part la distension préalable de la vessie et le ballonnement rectal, nous avons pris les mêmes précautions antiseptiques et opératoires que s'il s'était agi de tailles humaines, c'est-à-dire que nous avons anesthésié l'animal, rasé et désinfecté la région, et sectionné les tissus couche par couche. Chez la chienne, rien n'empêche l'incision médiane, mais sur le chien elle est forcément latérale à cause du pénis, alors il faut éviter avec soin la veine cutanée abdominale qui se présente fréquemment sous le bistouri. A l'état de réplétion, la vessie est aisément découverte, mais quand elle est vide on doit la chercher sous les pubis. Pour opérer, nous la sortons du ventre sur lequel elle repose maintenue par un aide. La suture terminée, nous réintégrons l'organe dans l'abdomen, puis suturons très soigneusement le péritoine pariétal, les muscles et la peau afin d'éviter toute éventration. Ni cathétérisme ni sonde à demeure d'ailleurs impossibles. Le seul pansement applicable est une couche épaisse de collodion iodoformé.

Exp. I. Durée, 6 jours. — Suture de la musculouse à points séparés et de la séreuse par le procédé de Lembert. — Catgut.

Chienne caniche noire, poids 9 kil. Le 30 mars 1890, anesthésie par l'atropo-morphine et le chloroforme. L'incision des plans superficiels est de 8 c., celle de la vessie mesure 2 c. 1/2. La muqueuse est décollée au niveau des deux lèvres de la section et ligaturée à l'aide d'un fil de catgut de façon à fermer le viscère. La réunion de la solution de continuité est complétée par deux rangs de suture. Le premier affronte les bords de la musculeuse au moyen de dix points séparés ; le deuxième adosse la séreuse à elle-même sur une surface de 4 millim. par un fil continu. On s'est servi de catgut n° 0. Pour renforcer la vessie, un peu d'épiploon est suturé au-dessus d'elle. Suture des plans superficiels à la soie.

Sacrifiée le 5 avril par piqûre du bulbe. Adhérences épiploïques, la vessie est distendue par 100 gr. d'urine claire. La suture a très bien tenu. Au niveau de la cicatrice la muqueuse présente un piqueté rougeâtre ; les fils de catgut sont encore visibles.

Analyse histologique. — La couche épithéliale est détruite à la périphérie de la cicatrice ; la sous-muqueuse est épaissie, infiltrée de nombreux éléments embryonnaires dont les plus superficiels sont en régression granulo-graisseuse, les vaisseaux sont dilatés.

Dans la musculeuse le sens des fibres est absolument dévié. Il y a réunion par le tissu conjonctif interfascicu-

laire qui est le siège d'une vive inflammation avec vaisseaux dilatés et cellules embryonnaires. Les fibres musculaires tendent à disparaître au point où se fait la
réunion. La couche péritonéale est épaissie, non réunie
et présente les mêmes phénomènes que la sous-muqueuse.

Remarques. — La portion de muqueuse ligaturée a
disparu. La cicatrisation s'est faite aux dépens de la
sous-muqueuse et du tissu conjonctif interfasciculaire;
les adhérences de l'épiploon ont formé une enveloppe
protectrice. Au sixième jour le catgut n'était pas encore
résorbé.

Exp. II. Durée, 15 jours. — *Suture de la muqueuse et
de la séreuse. — Catgut. — Mesure de la résistance de
la cicatrice.*

Chienne jaune, poids 6 kil. 500. 1er avril, anesthésie à
l'aide du gazomètre à mélange titré de chloroforme.
L'incision vésicale a 2 cent. 1/2 de longueur. Nous décol-
lons la muqueuse et la suturons par dix points séparés.
Nous ne touchons pas à la musculeuse et appliquons un
Lembert d'un fil continu sur la séreuse (catgut n° 0). Suture du péritoine, des muscles et de la peau à la soie.

5 avril. Les fils de soie ont coupé la peau, nous faisons
trois points de suture, et renouvelons le pansement.
Nouveau pansement le 7 avril.

Sacrifiée par piqûre du bulbe le 16 avril. La guérison
de la plaie abdominale n'est pas complète. Les muscles

droits sont bien réunis. L'épiploon adhère à la vessie qui
contient 25 gr. d'urine environ. La séreuse vésicale est
déprimée au niveau de la cicatrice. Pour mesurer la résistance du tissu inodulaire, nous montons la vessie sur
la seringue de Paul Bert, d'une contenance de 70 c.;
et tenons le viscère dans la paume de la main pendant
qu'on y injecte deux fois, avec douceur, le contenu de
l'appareil. A ce moment nous sentons craquer les tractus
cicatriciels au pourtour de la plaie réparée. A trois seringues l'eau s'écoule par l'uretère gauche; à quatre elle
sort en jet par la cicatrice. La distension s'est faite uniformément au niveau de la cicatrice comme ailleurs.

Afin d'examiner l'intérieur de l'organe, d'un coup de
ciseaux nous coupons la paroi opposée à la suture. La
vessie forcée par la pression qu'elle vient de subir, n'a
plus qu'un millim. d'épaisseur. La muqueuse est pâle
sauf autour de la ligne d'incision où l'on aperçoit 6 taches
apoplectiques très rouges séparées par des intervalles à
peine colorés. Les deux lèvres de cette couche profonde
ne se sont pas réunies bord à bord, mais se sont soudées
individuellement à la tunique sus-jacente, de telle sorte
qu'au milieu de la cicatrice linéaire elles sont distantes
de 4 millim. Une coupe perpendiculaire à cette ligne
nous permet de constater que la musculeuse, eu égard à
l'épaisseur totale de la vessie (1 millim.), est très hypertrophiée (3 millim.) et ne peut être isolée de la muqueuse.
La séreuse épaissie a poussé des prolongements cicatriciels en tour sens. Pas traces des fils de catgut.

Analyse histologique. — Plus de muqueuse, la sous-
muqueuse est rompue, les bords en sont écartés. La cica-

trice ne tient plus que par quelques lambeaux du tissu conjonctif de la partie moyenne de la musculeuse. Les deux lèvres péritonéales forment deux mamelons isolés qui ne se sont pas agglutinés.

Remarques. — A cause du traumatisme qu'a subi la cicatrice par la distension, les renseignements fournis par le microscope ne peuvent avoir qu'une valeur relative. La rupture des couches s'est faite de la périphérie au centre. Le tissu de réparation très solide ne s'est rompu qu'en dernier lieu, après que le pourtour de la cicatrice d'abord, l'uretère ensuite eussent déjà cédé. Souple comme les parties voisines, il s'est laissé distendre aussi réguliè-rement que celles-ci. La portion de la muqueuse siège d'une suture particulière s'est éliminée et n'a donc pas contribué à la réunion. Celle-ci s'est effectuée par l'inter-médiaire de la sous-muqueuse, de la musculeuse et d'une tunique de renfort, l'épiploon dont les connexions se sont formées sans suture. Quant à la séreuse, la séparation entre ses deux bords pourrait être due à la distension. Au 15ᵉ jour le catgut est invisible.

Exp. III. Durée, 2 jours. — *Suture de la musculeuse seule au catgut. — Hémorrhagie intra-péritonéale. — Mort.*

Chienne bull-dog grise, poids 9 kil. 3 avril, anesthésie par l'atropo-morphine et le chloroforme. L'incision vési-cale a 3 cent. Nous ne suturons que la musculeuse par onze points séparés au catgut 0, puis suture du péritoine

pariétal au catgut, des muscles et de la peau à la soie.
Morte le matin du 5 avril. A l'*autopsie* nous trouvons un
caillot sanguin intra-péritonéal de la grosseur d'une mandarine. Les lèvres de la plaie vésicale sont comblées par
des exsudats, indices du travail réparateur. La section sur
la paroi opposée à la suture nous permet de constater que
la muqueuse est violacée, que les points de suture ont
très bien tenu, qu'enfin la cicatrisation est avancée. Par
une coupe perpendiculaire nous apercevons les fils de
catgut.

Analyse histologique. — Les couches épithéliale et
sous-muqueuse sont indemnes de toute solution de continuité, on y remarque un vaste foyer de cellules inflammatoires. La musculeuse est réunie et fortement adhérente ; les faisceaux diminuent graduellement de la zone
péri-cicatricielle vers la ligne de suture où ils disparaissent ; du tissu conjonctif les remplace. Au niveau de la
couche péritonéale disparue ou au moins considérablement réduite, on distingue de larges dilatations san-
guines.

Remarques. — L'animal est mort d'hémorrhagie intra-
péritonéale. En moins de 48 heures, la plaie a été cicatrisée ; toutes les tuniques, sauf la séreuse, ont pris part
au processus.

Exp. IV. Durée, 11 jours. — *Suture de la séreuse seule
au moyen d'un « Lembert » au catgut continu. — Mesure
de la résistance de la cicatrice.*

Chien de chasse blanc ; poids, 24 kil. 500. 5 avril,

anesthésie par l'atropo-morphine et le chloroforme.
On ferme la plaie vésicale qui mesure 4 cent. par une
suture de Lembert au fil continu de catgut, ne comprenant que la séreuse, puis suture du péritoine au catgut,
des muscles et de la peau à la soie.

Sacrifié le 16 avril par piqûre du bulbe. La plaie cutanée
est béante, les muscles cicatrisés. Adhérences épiploïques.
La vessie volumineuse et presque vide est cachée profondément sous les pubis. Nous la sectionnons au delà
du col et la montons sur la seringue de P. Bert (voir
exp. II), dont nous injectons successivement 16 fois le
contenu. A ce moment, l'urine filtre par l'un des uretères.
La cicatrice est résistante et souple ; à droite d'elle la
séreuse s'est rompue sur une surface de 3 c. car., les
autres couches sont intactes. L'épaisseur de la paroi
vésicale n'atteint pas 2 millim., tandis que celle de la
cicatrice mesure 8 millim. ; cet amincissement est dû à
l'injection forcée. La muqueuse est pâle, on y voit une
zone rougeâtre péri-cicatricielle du diamètre d'une pièce
de 5 fr. ; le sommet du viscère a la même coloration.
Les lèvres de la plaie muqueuse ne sont pas réunies,
mais soudées isolément à la musculeuse et très adhéren-
tes à cette dernière. La musculeuse a 3 millim. d'épaisseur; la séreuse est hypertrophiée, le catgut invisible.

Analyse histologique. — Couche épithéliale non réunie,
sous-muqueuse éclatée, musculeuse intacte, séreuse peu
adhérente avec signes d'inflammation. Les lésions minimes, portent surtout sur la sous-muqueuse.

Remarques. — La cicatrice a été violentée par la dis-

tension forcée du viscère, de sorte que l'examen micros-
copique manque nécessairement de précision. Elle s'est
montrée plus forte que les parties adjacentes et l'uretère,
puisque celles-là se sont rompues dans leur couche superficielle et que celui-ci a laissé échapper l'urine. Quoique
la suture n'ait porté que sur la séreuse, la sous-muqueuse
et la musculeuse ont aussi contribué à la réparation.
Au 11ᵉ jour, le catgut était résorbé.

Exp. V. Durée, 6 jours. — *Établissement d'une fistule
vésicale dans le but d'étudier si la réparation spontanée
est possible. — Infiltration d'urine.*

Chien de chasse, taches feu, poids 26 kil. 500. 17 avril,
anesthésie à l'atropo-morphine et au chloroforme. On
fait une incision vésicale de 3 cent. puis on suture au
catgut la face externe des lèvres de la plaie du réservoir
au péritoine pariétal, et leur face interne aux muscles et
à la peau. Enfin, l'excédent de la plaie abdominale est
fermé à la soie, de manière à obtenir une fistule allongée
qui, sans crainte d'infiltration, laissera l'urine s'écouler
constamment à mesure qu'elle tombera dans la cavité.
Les deux bords de la fistule se touchent, et ce contact
facilitera la réunion si celle-ci est possible.

Le 19. Va assez bien, a beaucoup maigri.

Le 23. L'animal paraît très affaibli ; de l'urine sangui-
nolente s'écoule par la fistule.

Sacrifié par piqûre du bulbe. Le chien a arraché les
fils qui maintenaient le viscère à la paroi abdominale.
La vessie, en vertu de sa rétraction a repris domicile

dans le ventre, et une infiltration d'urine s'est produite. Quelques adhérences épiploïques se sont formées. La vessie enlevée dégage une odeur fétide. Les bords de la fistule sont épais, calleux, déchiquetés par les fils qui les ont coupés, et recouverts sur leurs deux faces dans une grande étendue de plaques verdâtres impropres à la cicatrisation. La muqueuse est violacée, et cette coloration est plus marquée au pourtour de la solution de continuité. L'épaisseur des lèvres de la fistule se décompose ainsi : séreuse, 3 millim.; musculeuse, 3 millim.; muqueuse 1 millim. Ailleurs l'épaisseur totale de la vessie n'est que de 4 millim.

Analyse histologique. — Dans la séreuse, on distingue une couche épaisse amorphe, formée de fibrine et tenant en suspension des éléments sanguins plus ou moins altérés. Les éléments normaux ont disparu sans laisser de traces. La musculeuse est infiltrée de pus et d'éléments inflammatoires. Conservation partielle de la couche muqueuse qui a proliféré et bourgeonné en certains points.

Remarques. — Malgré la complication qui est survenue, il y a tout lieu de croire que les longues incisions vésicales n'ont guère de tendance à la cicatrisation spontanée, à cause des plaques inertes qui viennent les tapisser le plus ordinairement. Dans le cas particulier, quoiqu'il n'y ait pas eu contact parfait des lèvres de la plaie, celles-ci auraient pu témoigner de leur activité réparatrice par la production de bourgeons charnus, mais elles n'ont formé que des fausses membranes inca-

pables d'aboutir à une restauration. Vincent avait déjà
constaté le même fait.

Exp. VI. Durée, 7 jours. — *Suture de Lembert ados-*
sant la face cruentée de la muqueuse (seule) préalable-
ment décollée; points séparés au catgut 0. — *Mesure*
de la résistance de la cicatrice.

Chienne caniche noire, malingre, poids 8 kil. 500.
19 avril. La vessie se présente contenant 50 gr. d'urine
environ ; de nombreux vaisseaux serpentent à sa surface.
Pour obtenir une incision vésicale absolument nette, à
égale distance des deux extrémités du diamètre longitudi-
nal, nous faisons un pli transversal que nous coupons aux
ciseaux. La section est longue de 1 cent. 1/2; à côté
d'elle, à gauche, nous voyons battre une artère assez
volumineuse. Après avoir décollé une assez grande surface de la muqueuse de chaque bord de la plaie, nous
l'adossons à elle-même par sa face cruentée au moyen
d'un Lembert de 6 points séparés au catgut 0. Nous
bornons à cette seule suture la fermeture de la vessie et
plaçons une pince hémostatique sur chacune des musculeuses qui saignent abondamment. Les deux lèvres de l'incision dans leur portion non suturée se sont rétractées
et forment un sillon large de 2 millim. que nous sau-
poudrons d'iodoforme. La seule suture de la muqueuse
a hermétiquement fermé le viscère puisque celui-ci, à la
fin de l'opération, est déjà distendu par l'urine. Comme
l'animal est endormi à l'atropo-morphine et au chloroforme, nous craignons qu'il ne vide sa vessie que très

tard, et qu'une distension excessive ne fasse éclater la suture, car la muqueuse est très fine. Suture du ventre comme à l'ordinaire. Suites excellentes.

Le 26. *Sacrifiée* par piqûre du bulbe. Adhérences épiploïques. La vessie contient quelques grammes d'urine claire. Lorsqu'elle est montée sur la seringue de P. Bert, nous y injectons deux fois le contenu de cet instrument, alors l'eau s'écoule par un uretère. A 2 seringues 1/2 il se produit à côté de la cicatrice une rupture de la séreuse, suivie bientôt de la perforation des parties sous-jacentes et d'un jet d'eau. La vessie fendue présente une coloration violacée à son sommet. Le catgut n'est pas encore résorbé. Au niveau de la cicatrice, la muqueuse est disparue. La réunion s'est faite par première intention à l'aide de la musculeuse et de la séreuse qu'on n'avait pas suturées. La cicatrice a la même épaisseur que le reste de la paroi.

Analyse histologique. — Couche épithéliale n'existant plus au point opéré. Sous-muqueuse épaissie et abondamment infiltrée d'éléments embryonnaires s'étendant à une assez grande distance de la cicatrice.

Même processus inflammatoire entre les faisceaux musculaires, dont les parties semblent avoir subi une sorte de dégénérescence vitreuse. Séreuse riche en infiltrations cellulaires et ayant surtout participé à la réunion.

Remarques. — Quoique la muqueuse ne se soit pas réunie, elle a tout au moins lutté seule contre les contractions du viscère jusqu'à ce que les adhérences épiploïques se fussent formées, c'est-à-dire une vingtaine d'heures.

La règle de la suture vésicale étant de ne pas toucher à la muqueuse, on se prive donc par cela même de l'appoint d'une tunique dont la résistance momentanée **jointe** à la résistance commune, soulagerait d'autant cette dernière. Au septième jour, catgut invisible.

Exp. VII. Durée, 5 jours. — *Excision d'un lambeau de muqueuse au sommet de la vessie dans le but d'étudier si la réparation spontanée de cette couche est possible. — Fermeture de la vessie par une suture au catgut ne comprenant que la musculeuse, « après avivement muqueux préliminaire au bistouri »*. (Opérateur, M. le Dr Tuffier, assisté par nous.)

Chien jaune, genre St-Bernard, poids 29 kil. 500. 21 avril. Anesthésie ordinaire. La vessie est énorme. Incision, 7 cent. Excision d'une surface muqueuse de 3 c. car. au sommet de l'organe pour l'étude du processus réparateur de cette tunique. Ablation d'une bande de muqueuse large de 1 cent. au pourtour de l'incision, puis suture des surfaces ainsi avivées par 10 points de catgut 0 passés seulement dans la musculeuse. Il en résulte une crête saillante à l'extérieur contrairement à ce qui a lieu avec le « Lembert » dont la crête regarde la cavité. C'est en somme le procédé que M. Chaput emploie pour les vieux anus contre nature, seulement au lieu d'agir par *abrasion*, comme il le dit lui-même, nous avons enlevé

par *dissection* notre collerette muqueuse. Cette substitu-
tion du bistouri à la curette, nous semble pour le cas
particulier, plus chirurgicale, moins aveugle, elle permet
de limiter l'avivement exactement à la muqueuse, et de
plus épargne aux tissus toute attrition, autant de conditions favorables à la réussite de la suture.

Le 26. *Sacrifiée* par ouverture de la fémorale. Adhérences épiploïques étendues qu'on sépare facilement. La
face externe de la vessie est violacée au niveau de la suture.
La crête extérieure a disparu. L'urine est claire. La
muqueuse est rougeâtre. *Perte de substance :* Zone d'em-
physème sous-muqueux avec petite plaque centrale
jaunâtre couverte de pus au siège de l'excision de la
muqueuse. N'était cette fausse membrane, la solution de
continuité serait complètement réparée.

La suture s'est montrée parfaite ; la *cicatrice* est épaisse
et l'hypertrophie porte sur toutes les tuniques moins la
couche épithéliale disparue. Il est difficile de reconnaître
ce qui appartient à chacune d'elles. Les fils de catgut sont
encore visibles. Reins congestionnés.

Analyse histologique. — La *plaque jaunâtre* est composée de fibrine, de globules sanguins altérés et de globules de pus. La zone qui l'entoure renferme des éléments
embryonnaires abondants. *Cicatrice :* Couche épithéliale
absente. Sous-muqueuse : sang extravasé, vaisseaux
dilatés, accumulation de cellules plus ou moins en
régression, foyers inflammatoires profonds. Musculeuse : infiltration d'éléments cellulaires, faisceaux en
dégénérescence vitreuse au voisinage de la couche précédente.

Séreuse portant les mêmes lésions que la sous-muqueuse et fortement altérée.

Remarques. — Le mode de suture que nous venons d'expérimenter n'avait jamais encore été employé pour fermer la vessie. Sa première application a été des plus heureuses et lui donne une place honorable parmi les autres procédés. L'avivement doit être fait au bistouri pour les raisons que nous avons exposées plus haut. Quant à la petite plaque jaune siégeant au sommet du viscère, elle n'est qu'un des stades du processus réparateur pour arriver à la restauration.

Exp. VIII. Durée, 5 jours. — *Fermeture de la vessie par une suture à la soie et à points séparés, comprenant la muqueuse et la musculeuse. — Cystopexie. — Péritonite. — Mort.*

Chien caniche noir, poids 5 kil. 400. 22 avril, anesthésie ordinaire. Incision vésicale postérieure et inférieure, de 2 cent. Les lèvres de la plaie vésicale sont affrontées par 12 points en fine soie comprenant la musculeuse et la muqueuse et passant par conséquent dans la cavité.

Sur la face antérieure de la vessie, on enlève 1 cent. de séreuse et on fait un avivement correspondant sur le péritoine pariétal à droite de l'incision ; puis on suture les deux surfaces avivées en évitant la muqueuse vésicale (cystopexie). Suture du péritoine, des muscles et de la peau à la soie.

Mort le 27 avril. — Il y a du pus dans le péritoine,

abondant au niveau de la cystopexie qui n'a pas tenu. La suture vésicale présente une fistulette à une de ses extrémités. Pas de dépôts lithiques sur les fils de soie.

Analyse histologique. — Les couches de la vessie ne sont plus délimitables. On trouve les fils au milieu d'un tissu conjonctif infiltré de cellules et riche en vastes dilatations vasculaires gorgées de sang. La musculeuse ne présente plus que des traces de faisceaux mal circonscrits et en voie de résorption. Épanchements sanguins dans toute la région. Inflammation propagée à distance. La réunion est excessivement problématique.

Remarques. — Nous ne pouvons juger de la valeur de la suture. La cicatrisation a été contrariée par la complication qui a suivi l'opération concomitante. La péritonite évidemment due à une faute contre l'antisepsie, d'abord localisée au pourtour de la cystopexie, s'est étendue et a entravé le travail réparateur.

Au cinquième jour, absence de toute concrétion calcaire sur les fils.

L'incision postéro-inférieure avait pour but d'étudier l'influence du siège sur la rapidité de la cicatrisation.

Exp. IX. Durée, 12 jours.— *Incision transversale du sommet de la vessie, après ablation de la séreuse. — Suture de la musculeuse seule à la soie, points séparés.*

Chien noir, poids 9 kil. 500. 24 avril, anesthésie ordinaire. Après l'incision de la paroi abdominale, une masse épiploïque fait hernie, nous la réduisons. Au sommet de la vessie, là où portera l'incision, nous enlevons un lambeau de séreuse suffisant. Cette dissection donne lieu à une hémorrhagie en nappe assez considérable. Incision transversale de 2 cent. au sommet de l'organe dans la portion maintenant privée de séreuse.

Suture de la plaie par 10 points séparés, en fine soie, passés dans la musculeuse seule. A la fin de l'opération, la vessie contient quelques grammes d'urine qui ne filtrent pas à travers la suture et prouvent que celle-ci est hermétique. Réduction du viscère. L'épiploon fait encore hernie et ne rentre que partiellement; nous en ligaturons la portion exubérante et la réséquons. Suture du péritoine à la soie fine, suture des muscles et de la peau à la grosse soie.

6 mai. *Sacrifié* par piqûre du bulbe. Adhérences épiploïques inséparables avec les doigts. Ouverture de la vessie : la muqueuse est violacée, la cicatrice est représentée par une dépression linéaire dont la muqueuse forme les bords et à première vue on pourrait croire que la muqueuse s'est réunie par adossement à elle-même ; il n'en est rien. En faisant disparaître ce sillon par une tension convenable, nous constatons que les lèvres de la muqueuse se sont réunies bord à bord. La cicatrice n'est pas hypertrophiée par rapport au reste de la vessie. De chaque côté de la dépression on distingue une tache rouge.

Une coupe perpendiculaire à la cicatrice nous montre les particularités suivantes : la muqueuse s'est bien réunie, la réparation de la musculeuse est si parfaite que le point où elle a été incisée est invisible. La séreuse paraît s'être reproduite et forme avec l'épiploon adhérent une couche très solide. Pas trace des fils de soie.

Analyse histologique. — Couche épithéliale intacte. Sous-muqueuse montrant des signes certains d'inflammation avec dilatations vasculaires nombreuses. Musculeuse non interrompue, mais à faisceaux asymétriques. Séreuse absente en partie et enflammée dans la région où elle subsiste.

Remarques. — Pour nous placer autant que possible dans les conditions ordinaires de la taille nous avons disséqué un lambeau de séreuse avant de pratiquer l'incision. Malgré l'absence de cette tunique, la réparation a été parfaite.

Cette expérience montre encore que la cicatrisation n'est nullement gênée quels que soient le siège et la direction de l'incision.

Exp. X. Durée, 10 jours. — *1° Excision d'un lambeau de muqueuse de 3 c. car., réunion des deux lèvres de la plaie muqueuse par une suture continue au catgut; 2° fermeture de la vessie par 2 plans de suture au catgut : premier plan, suture de la musculeuse à points séparés; deuxième plan, suture de Lembert continue.* (Opérateur, M. le D* Tuffier, assisté par nous.)

Chien noir et blanc, poids 13 kil. 28 avril, anesthésie ordinaire. Incision vésicale antérieure, 5 cent. Sur le sommet de la vessie on excise un lambeau de muqueuse de 3 c. car., puis on réunit les deux lèvres de cette plaie muqueuse par une suture continue au catgut.

L'incision vésicale est fermée par une suture profonde avec 5 points séparés de catgut 0, comprenant seulement la musculeuse. Par-dessus on fait un Lembert continu également au catgut.

8 mai. *Sacrifié* par piqûre du bulbe. Adhérences épiploïques, musculaires et intestinales sous lesquelles disparaît la vessie. Ouverture de la vessie : *la plaie muqueuse* du sommet est parfaitement restaurée ; les deux lèvres forment un sillon au fond duquel on voit leur réunion bord à bord. Piqueté rougeâtre de chaque côté du sillon.

Cicatrice de l'incision : solide, les deux muqueuses sont séparées et soudées isolément à la musculeuse. Cette dernière, d'épaisseur normale, est violacée. La séreuse hypertrophiée se confond avec les adhérences. Les fils de catgut ne sont pas entièrement résorbés.

Analyse histologique. — 1° La muqueuse ne présente pas de solution de continuité là où elle a été réunie après excision d'un lambeau ; 2° *Cicatrice de l'incision* : couche épithéliale s'arrêtant au niveau de l'opération. Sous-muqueuse : quelques dilatations vasculaires et infiltration de cellules embryonnaires. Musculeuse non réunie. Séreuse très épaissie et portant tous les signes d'une vive inflammation : sang infiltré, vaisseaux dilatés et remplis de sang, éléments embryonnaires abondants.

Remarques. — La première partie de cette expérience est remarquable par ce fait qu'après l'ablation d'un

lambeau vésical limité à la muqueuse, il est possible
d'obtenir la réunion des lèvres de la solution de continuité
aisément mises en contact. A priori, nous sommes auto-
risé à dire que la réunion sera plus certaine encore
lorsque la musculeuse aura été intéressée. Chose curieuse,
nous n'avons pas trouvé trace du catgut qui a servi à cette
suture.

Quant à la cicatrisation de l'incision, elle s'est faite
surtout par l'intermédiaire de la séreuse adossée par un
« Lembert ». Le catgut était encore visible.

Exp. XI. Durée, 15 jours. — *Fibrome utérin.* — *Cystite.*
— *Excision de la région urétérale droite.* — *La plaie*
vésicale est fermée par 2 modes de sutures : la 1/2 su-
périeure est réunie par une suture « après avivement
muqueux », la 1/2 inférieure par une suture séro-mus-
culeuse. — *Catgut.* (Opérateur, M. le Dr TUFFIER, assisté par nous.)

Chienne grise, poids 26 kil. 500. 28 avril, anesthésie
ordinaire. L'animal répand une odeur insupportable. Du
vagin sort une tumeur, grosse comme une noix, dure,
irréductible, qu'on diagnostique fibrome de l'utérus. La
vessie est énorme; on l'incise sur une longueur de
10 cent. et on recueille dans un verre l'urine muco-puru-
lente qu'elle contient. La muqueuse est très rouge.
L'incision a passé à côté de l'uretère gauche.

On excise une rondelle muqueuse de la dimension
d'une pièce de 50 centimes, comprenant toute la région
urétérale droite. Puis on avive au bistouri chaque bord

de la 1/2 supérieure de l'incision, par l'ablation d'une bande de muqueuse de 5 millim. de largeur. Les surfaces ainsi avivées sont suturées dans toute leur épaisseur, tandis que la 1/2 inférieure est réunie par une suture séro-musculeuse continue. De cette double suture, résultent 2 crêtes dirigées en sens inverse, la 1re saillante à l'extérieur, la 2e à l'intérieur.

13 mai. *Sacrifiée* par ouverture de la fémorale. Adhérences épiploïques et intestinales. La crête externe s'est aplanie et la vessie est uniformément distendue par une urine claire.

Ouverture de la vessie : la muqueuse a repris sa coloration normale. Piqueté hémorrhagique de chaque côté de la ligne d'incision. Les deux moitiés de la cicatrice sont nettement tranchées. La 1/2 supérieure (avivement muqueux) se distingue par une large dépression; à ce niveau l'épaisseur de la paroi est légèrement diminuée. La 1/2 inférieure est nette et rectiligne, on y distingue des petites saillies, obliques, régulièrement espacées, vestiges du passage sous-muqueux des fils ; les lèvres muqueuses sont réunies bord à bord, la cicatrice musculeuse est invisible.

Perte de substance. — La portion de muqueuse excisée au niveau de l'uretère droit s'est si bien régénérée, que l'œil nu ne peut la distinguer des parties non lésées ; cet uretère est perméable. L'uretère gauche n'a pas souffert du voisinage de l'incision. Plus de traces du catgut. Reins légèrement congestionnés. La tumeur est bien un fibrome utérin.

Analyse histologique. — Cicatrice : 1/2 *supérieure.*

Muqueuse absente ; sous-muqueuse absente en presque totalité. Musculeuse réunie, mais faisceaux n'ayant pas conservé leur symétrie. Séreuse normale.

1/2 *inférieure*. — Couche épithéliale existe. Sous-muqueuse épaissie ; nombreux capillaires et vaisseaux embryonnaires. Musculeuse : faisceaux écartés pour laisser passer la couche précédente, qui vient se confondre avec la séreuse. Séreuse avec nombreux foyers embryonnaires.

Région urétérale droite. — Au niveau de l'uretère, régénération de l'épithélium dont on reconnaît une couche parfaitement limitée au-dessus d'un tissu conjonctif légèrement infiltré d'éléments embryonnaires.

Remarques. — Nous avons eu la bonne fortune de trouver un sujet pathologique, porteur d'un fibrome prolabé horriblement fétide dont la conséquence a été la contamination et l'inflammation de la vessie.

Malgré cette condition défavorable, la réparation a été complète. La suture après avivement muqueux, s'est, comme dans une précédente expérience, montrée excellente. La région urétérale droite, s'est parfaitement reconstituée sans atrésie ni oblitération du canal excréteur.

Il est intéressant de noter qu'à l'autopsie nous n'avons plus trouvé trace d'inflammation vésicale que l'opération aurait fait disparaître.

Exp. XII. Durée, 11 jours. — 1° *Résection d'une portion de vessie; 2° Excision d'un lambeau triangulaire de muqueuse. — Suture de « Gély » séro-musculeuse à la soie.*

Chien de chasse jaune, poids 21 kil. 500. 2 mai,
anesthésie ordinaire. Le rectum est rempli de bols fécaux
très durs et la vessie très élevée.

Nous plissons longitudinalement la vessie et d'un
coup de ciseaux nous réséquons cette portion qui mesure 3 c. car. après sa rétraction. L'hémostase assurée,
nous excisons dans l'intérieur du viscère un lambeau de
muqueuse triangulaire dont les côtés égaux sont chacun
de 3 cent. Puis nous fermons la large brèche vésicale
par une suture de « Gély » à la soie comprenant la séreuse et la musculeuse.

Après avoir placé un nombre de points suffisants pour
fermer hermétiquement la plaie, nous avons serré les
fils et obtenu un adossement séreux avec crête interne.
La vessie suturée est considérablement réduite. La
paroi abdominale est le siège d'une hémorrhagie en nappe
considérable que nous avons beaucoup de difficulté à
arrêter. Suture du péritoine, des muscles et de la peau à
la soie.

13 mai. *Sacrifié* par ouverture de la fémorale.
Adhérences épiploïques, intestinales et musculaires. La
vessie est petite. Petit foyer de sang noirâtre entre la
séreuse et les adhérences de l'épiploon. Nous ouvrons
largement le viscère et l'étalons. *Perte de substance :*

l'espace triangulaire où la muqueuse a été enlevée est couvert d'une plaque jaunâtre. La *cicatrice* de l'incision est parfaite et bordée de vastes taches apoplectiques. Les deux lèvres muqueuses forment un sillon au fond duquel on constate leur réunion bord à bord. L'épaisseur de la musculeuse est normale. Les fils de soie sont visibles.

Analyse histologique. — 1° *Cicatrice de l'incision.* Couche épithéliale intacte. Sous-muqueuse épaissie, avec gros vaisseaux dilatés et cellules infiltrées. Musculeuse réunie avec vastes foyers inflammatoires, mêmes phénomènes dans la séreuse.

La réunion s'est faite par toutes les couches. Parmi toutes les préparations, celle-ci présente les signes d'inflammation les plus accentués.

2° *Plaque.* Tissu embryonnaire analogue à celui observé plusieurs fois déjà dans la sous-muqueuse.

Remarques. — Malgré les nombreux traumatismes qu'a subis la vessie, résection, excision d'un lambeau muqueux, pression des pinces hémostatiques, manœuvres prolongées, nécessitées par la suture de Gély, la cicatrisation s'est très bien effectuée au moyen de toutes les tuniques. Quelque beau que soit le résultat obtenu par la méthode de Gély, nous ne croyons pas qu'elle doive être employée pour réunir les plaies vésicales de l'homme à cause de la difficulté de son application rigoureuse, et de la profondeur plus ou moins considérable où l'on doit opérer. Si nous avions sacrifié l'animal quelques jours plus tard, il est probable que nous eussions trouvé la perte de substance muqueuse comblée, comme dans l'expérience XI.

Exp. XIII. Durée, 5 jours. — *Suture musculo-musculeuse en coulisse, d'après le procédé de* BRENNER, *assistant du professeur* BILLROTH, *de Vienne.*

Chien roux, poids 15 kil. 8 mai, anesthésie ordinaire. Incision vésicale de 4 cent. Décollement de la muqueuse; puis la plaie est circonscrite à 3 millim. des lèvres de l'incision par 10 points d'un fil catgut 0, au sublimé, ne passant que dans l'épaisseur de la musculeuse. Ceci fait, nous tirons sur les deux chefs du fil, libres à l'angle inférieur de l'incision, comme on tirerait sur les cordons d'une bourse pour la fermer. Le fil glissant dans ses coulisses musculeuses, fronce la plaie qui prend l'aspect d'une rosette. Alors nous nouons les deux chefs. Nous nous sommes contenté d'un seul fil, nous eussions pu de la même manière en placer un deuxième plus superficiel et excentriquement au premier.

13 mai. *Sacrifié* par piqûre du bulbe. Adhérences épiploïques. La muqueuse a une couleur lie de vin. La cicatrice très solide se reconnaît par une ligne flexueuse et à 1 c. 1/2 d'épaisseur. Les deux lèvres muqueuses forment un sillon profond, au fond duquel elles nous paraissent réunies. La musculeuse hypertrophiée présente de nombreuses sinuosités. La séreuse est violacée au niveau de ses adhérences avec l'épiploon. Catgut visible.

Analyse histologique. — Couche épithéliale, disparue en certains points, en d'autres légèrement infléchie dans l'épaisseur des tissus. Sous-muqueuse épaissie ; nombreux vaisseaux dilatés et gorgés de sang. Musculeuse non interrompue : tissu conjonctif interstitiel embryonnaire. Séreuse légèrement enflammée.

Remarques. — Le procédé de Brenner est remarquable par sa simplicité, l'épaisseur de la cicatrice et la longueur minime des fils abandonnés dans la paroi. La musculeuse est adossée à elle-même, la muqueuse étant préalablement décollée. On aurait avantage à exciser cette dernière qui tend toujours à faire hernie et à s'interposer entre les lèvres de l'incision. Dans notre expérience au bout du 5ᵉ jour la réparation a été très solide.

Exp. XIV. Durée, 18 jours. — 1° *Excision d'un lambeau muqueux de 4 c. car. au sommet de la vessie. — 2° Excision de la région urétérale droite. — Fermeture de l'incision vésicale par une suture séro-musculeuse continue au catgut.* (Opérateur, M. le Dʳ Tuffier, assisté par nous.)

Chienne couleur pie, poids 14 kil., 18 mai, anesthésie ordinaire. Incision vésicale de 8 cent. Au sommet de l'organe on enlève au bistouri un lambeau muqueux de 4 c. car. Puis on excise une rondelle de muqueuse comme 2 F., au niveau de l'uretère droit. La vessie est ensuite fermée par une suture séro-musculeuse continue au catgut.

5 juin. *Sacrifiée* par ouverture de la fémorale. Légères adhérences épiploïques. *Perte de substance du sommet :*

la plaie muqueuse du sommet de la vessie s'est entièrement régénérée, mais le tissu nouveau est légèrement
œdématié et présente une coloration rose vif. *Perte
de substance de la région urétérale:* la région urétérale
droite est également restaurée, mais ferme. L'orifice interne de l'uretère est comblé, et nous ne pouvons faire
pénétrer un stylet dans la vessie, de l'extérieur à l'intérieur, par l'uretère. Par le palper nous sentons une no-
dosité formée par le conduit induré. Le rein correspondant est gros, d'un volume double de celui du côté opposé.
Sous la capsule on aperçoit de nombreux vaisseaux dilatés. Par la coupe nous constatons la sclérose de la
glande, la confusion des substances corticale et médul-
laire et la dilatation du bassinet. Ce sont là les lésions de
la néphrite interstitielle par obstacle au libre cours des
urines, néphrite que MM. Charcot et Gombault ont dé-
crite après l'avoir produite expérimentalement. Le rein
gauche est congestionné. *La cicatrice de l'incision* est de
4 cent.; elle forme un sillon au fond duquel les deux lèvres
muqueuses sont distantes de 1 millim. Les autres couches
sont bien réunies.

Remarques. — L'orifice urétéral s'est fermé, tandis
que dans l'expérience XI, il est resté perméable, diffé-
rence que nous ne nous expliquons guère. L'uretère étant
oblitéré, la pression intra-rénale a dilaté le bassinet et a
donné naissance à la néphrite. La muqueuse péri-urétérale était en tout identique aux parties voisines, contrairement à la muqueuse nouvelle du sommet reconnais-
sable par sa flaccidité.

C. — DÉDUCTIONS TIRÉES DES EXPÉRIENCES

Les plaies de la paroi antérieure du chien contractent des adhérences avec l'épiploon sans le secours d'une suture. Chez cet animal l'épiploon peut donc être considéré comme une tunique supplémentaire de la paroi antérieure de l'organe, précieuse pour la réparation.

Pour que la réunion d'une plaie vésicale se produise, il faut que l'occlusion en soit hermétique, et de plus que les deux bords soient mis en contact dans toute leur épaisseur. Ce résultat peut être obtenu par une suture ne portant que sur l'une des tuniques de la vessie pourvu que les points soient assez rapprochés et la coaptation suffisante. Nous avons eu ainsi une réunion après la suture de la seule muqueuse (exp. VI), bien que cette couche n'ait pas contribué à la restauration, et n'ait joué qu'un rôle dynamique assez prolongé pour la production de la cicatrice. (Or l'on se prive de cette action dynamique de la muqueuse puisqu'on est convenu d'exclure celle-ci de la suture.) Nous avons de même réussi par la suture de la séreuse seule ou de la musculeuse qui prolifèrent facilement.

Quand on ne réunit qu'une des couches profondes de la vessie, il est à craindre que par la portion non suturée de la paroi, il ne se produise une hémorrhagie secondaire intra-péritonéale mortelle (exp. III).

Ce n'est pas tout, par suite des contractions du viscère, les fils pourraient couper la couche qu'ils traversent et créer une fistule.

Pour réaliser un affrontement parfait, pour fermer la voie à toute hémorrhagie intra-pariétale, pour diminuer enfin la traction que les mouvements vésicaux exercent sur chaque fil et éviter la section des tissus, on multiplie les points de suture.

Habituellement on en fait un plan profond entrecoupé et un plan superficiel continu. Jamais on ne se contentera d'une suture continue unique, car toute la suture manquerait, si un seul point lâchait.

Le procédé « par avivement muqueux au bistouri » donne de bons résultats.

Il consiste, comme nous l'avons déjà dit, à supprimer la muqueuse du pourtour de l'incision, et à affronter les surfaces cruentées. La saillie formée par la suture s'aplanit (Exp. VII et XI).

Dans la « suture en coulisse » de Brenner, on décolle d'abord la muqueuse et on réunit aussi les surfaces profondes de la musculeuse. La compression des tissus par les anses de fil n'empêche pas leur vitalité. La cicatrice est solide et très épaisse (XIII).

Ces deux procédés, pourraient, croyons-nous, être employés avec avantage après la taille sus-pubienne.

La suture de Lembert appliquée comme complément d'une première suture affrontant les deux bords de la plaie donne lieu à une hypertrophie de la séreuse et compte de signalés succès dans les plaies intra-péritonéales, en chirurgie expérimentale comme en clinique.

La suture de Gély n'est qu'un « Lembert » continu avec entre-croisement des fils. On ne devra y recourir que lorsqu'on sera sûr de la bien faire. Mais les surfaces celluleuses adossées par un « Lembert », après la taille hypogastrique, n'ont guère tendance à se souder; elles n'ont en somme d'autre utilité que de protéger les sutures profondes contre les tiraillements dus à la distension.

Pour que l'adossement celluleux soit efficace, il faut un avivement préalable (Géza d'Antal).

La cicatrisation est très rapide : très avancée au deuxième jour (III), elle est complète le cinquième (XIII). Elle se fait par l'hyperplasie du tissu conjonctif sous-muqueux et interfasciculaire, tandis que les faisceaux musculaires perdent leur symétrie et diminuent de volume. De nombreux éléments embryonnaires témoignent de l'activité réparatrice des tuniques.

La muqueuse, quand on ne la comprend pas dans la suture, tantôt se réunit bord à bord, tantôt ses lèvres se soudent isolément à la couche sus-jacente en laissant entre elles un certain intervalle.

Lorsqu'elle se réunit, elle forme ordinairement un sillon qu'on est obligé de déplisser pour constater la réparation. De chaque côté de la dépression il existe des taches ecchymotiques qui ne disparaissent qu'insensiblement.

Les plaies de la vessie se cicatrisent bien, quels que soient leur siège et leur direction (IX).

A la suite d'une distension exagérée, la rupture des tuniques vésicales se fait de l'extérieur vers l'intérieur, de la séreuse vers la muqueuse. La résistance de la cicatrice n'est vaincue qu'après celle de l'uretère et d'une autre partie de la paroi (II-IV-VI).

Les grandes fistules vésicales ménagées de façon à éviter toute infiltration urineuse aboutissent rarement à la réparation spontanée, les bords se rétractent et se couvrent de membranes impropres à la cicatrisation (V et exp. de Vincent).

Quand on excise des portions de muqueuse intravésicale, la régénération de cette couche s'effectue vers le 15ᵉ jour (XI). Avant d'arriver à la restauration, la plaie se couvre de plaques fibrineuses (VII-XII). Pour un temps égal, et sur un même chien, les plaies muqueuses de la région urétérale sont mieux réparées que celles du sommet (XIV) sans doute à cause de la vascularisation plus abondante du bas-fond. S'il est des cas où l'uretère reste perméable (XI), il y en a d'autres où le travail cicatriciel produit une atrésie de l'orifice excréteur, une dilatation du bassinet, une néphrite interstitielle (XIV) ; la mort peut s'ensuivre si l'épuration par l'autre rein est, du fait de lésions, insuffisante.

La réparation est plus prompte lorsque la région permet de suturer les deux lèvres muqueuses. Au bout du 10ᵉ jour, dans l'exp. X, la guérison était parfaite et le catgut éliminé. A fortiori, la réunion sera plus certaine quand la musculeuse aura été entamée, car l'existence de cette couche dans les deux bords mis en contact en activera la cicatrisation. Des observations cliniques ont déjà confirmé la démonstration expérimentale (1).

Il est aussi rationnel d'admettre que l'on puisse enle-

(1) LANGE. *Med. news.* Philadelp., 1886, t. XLIX, p. 639. Taille suspubienne, tumeur, vessie, extirpation, suture des deux parois.

BAZY. *Méd. moderne*, 1890. Épithélioma siégeant au voisinage du trigone droit, ablation au bistouri, suture immédiate.

ver tout un segment de la paroi et suturer les lèvres de la solution de continuité , le cas rentre alors dans la suture ordinaire de la vessie. Nous avons réséqué une portion considérable du réservoir, et fermé la brèche avec succès (XII).

Le catgut et la soie sont également bons. Le catgut exige une dizaine de jours pour sa résorption, temps plus que suffisant pour la cicatrisation ; l'inaltérabilité de la soie est donc inutile. Pour cette raison et à cause de son homogénéité avec les tissus nous donnons la préférence au catgut.

L'expérimentation prouve la nécessité de la plus rigoureuse asepsie, car c'est évidemment par suite d'une faute contre cette règle que nous avons perdu un chien de péritonite (VIII).

Elle démontre encore qu'après la taille hypogastrique les voies urinaires étant saines, on peut suturer complètement et la vessie et la paroi abdominale, et que la réunion est possible sans le secours du cathétérisme méthodique ou de la sonde à demeure. En aucun cas, en effet, nous n'avons drainé les plans superficiels ni pratiqué le cathétérisme intermittent ou permanent.

OBSERVATIONS

Obs. 1 (INÉDITE). Communiquée par M. le Dr TUFFIER. —
*Rétrécissement uréthral, blennorrhagique, infranchissable.
— Cystotomie hypogastrique, cathétérisme rétrograde. —
Suture complète de la vessie et de la paroi abdominale ;
réunion par première intention. — Uréthrotomie externe.
— Guérison.*

Q..., 51 ans, paveur, entré le 5 avril 1888, salle Cloquet,
Saint-Louis (M. TUFFIER, chirurgien).

Homme grand, fort, vigoureux, a cependant maigri et perdu
ses forces en ces derniers mois. Une seule blennorrhagie à
25 ans, d'une durée de six mois et persistant sous forme d'une
goutte matinale. Les injections nombreuses et répétées finis-
sent par en avoir raison. Dès cette époque, le malade éprouve
une certaine difficulté à uriner, mais c'est depuis deux ans que
les accidents se sont accentués. Les mictions deviennent fréquentes, s'accompagnant d'un besoin impérieux d'aller à la selle ;
elles se répètent toutes les demi-heures le jour, trois à quatre
fois la nuit. Depuis deux mois, les mictions ont une fréquence
extrême et le malade urine presque constamment et involon-
tairement. Les besoins sont à peine sentis que l'urine s'échappe.
C'est dans ces conditions que le malade entre à l'hôpital.

M. Tuffier constate alors un rétrécissement occupant la région bulbeuse, une inextensibilité du canal sans rétrécissement proprement dit, siégeant dans la région périnéale. Ce
rétrécissement est infranchissable par les bougies filiformes
droites, en baïonnette, en vrille, en cire, par le cathétérisme
appuyé, la pression hydraulique. Le reste de l'appareil urinaire
paraît indemne. Testicules et prostate sains, reins non doulou-

roux et sans augmentation de volume, vessie non distendue, pas de fièvre, langue légèrement saburrale. L'absence de distension vésicale permet à M. Tuffier de faire des tentatives répétées de cathétérisme après le traitement antiphlogistique, lavements, bains, cataplasmes, belladone. Après cinq séances de ces essais infructueux, M. Tuffier décide une intervention espérant guérir le malade plus vite par une cystotomie que par une uréthrotomie externe et s'apprête à faire l'incision de la vessie et à pratiquer le cathétérisme rétrograde.

Opération le 17 mai. — Antisepsie par le salol à l'intérieur, quarante-huit heures avant l'opération. Le patient est purgé, baigné, sa région hypogastrique rasée et recouverte d'un pansement antiseptique. Ballon de Petersen contenant 250 gr. de liquide. On peut distendre la vessie *sous le chloroforme* en injectant directement de l'acide borique par le canal rétréci. Incision sus-pubienne de 3 cent., incision du réservoir distendu, suspension des deux parois vésicales au moyen de deux pinces Museux. On introduit le doigt dans la vessie, on reconnaît le col vésical, on vide le ballon de Petersen et on le retire de façon à permettre le passage plus facile dans l'urèthre. Des sondes de tout volume et de toute dimension sont introduites d'arrière en avant, le rétrécissement reste absolument infranchissable. Devant cette impossibilité de passer, M. Tuffier pratique l'uréthrotomie externe. Il introduit une sonde n° 19 dans le bout vésical du canal, fend le périnée dans l'étendue de 4 cent. au point où la sonde est sentie et la fixe à demeure par les procédés ordinaires. *Puis il ferme la vessie de la façon suivante :* Suture au catgut à points séparés passant à 3 millim. en dehors du bord cruenté de l'incision vésicale, neuf points de suture sont ainsi placés, traversant et adossant les surfaces cruentées et ne pénétrant pas dans la muqueuse. Par dessus cette première suture au catgut 0, il fait une deuxième suture à la soie, mode de Lembert, points continus. Suture des muscles et de la paroi abdominale à la soie, et suture de la peau sans drainage.

Pansement iodoformé et ouaté.

Les suites de l'opération sont très simples. Il n'y a pas de réaction fébrile, *la plaie hypogastrique se réunit par première intention*, les fils sont enlevés le cinquième jour, le patient urine librement. Le seul inconvénient qui ait résulté de cette intervention, c'est que cet homme retenait difficilement ses urines dans la position debout. Il sortit de l'hôpital en parfait état, dilaté par les Béniqués jusqu'au n° 50.

Au mois d'octobre 1889, ce malade venait trouver de nouveau M. Tuffier, à Necker, il ne s'était pas sondé depuis sa sortie et présentait tous les signes d'un nouveau rétrécissement uréthral. Là encore, on essaya pendant un mois de passer une bougie filiforme dans le canal, on échoua complètement et on dut refaire une deuxième uréthrotomie externe. On trouva alors le canal de l'urèthre légèrement dilaté en avant du rétrécissement, formant un véritable cul-de-sac et en un point qui ne correspondait pas au centre de cette cavité, on découvrit un petit orifice ponctiforme formant un véritable diaphragme et qui conduisit dans la vessie. Le périnée et l'urèthre furent réunis par première intention. Exeat complètement guéri et dilaté de nouveau.

Obs. **2.** — Pozzi. *Bull. Soc. chir.*, 10 avril 1889. — *Vieillard 80 ans, calcul long 9 cent., largeur 6 cent. 1/2, épaisseur 4 cent. 1/2.— Taille hypogastrique. — Suture. — Guérison.*

L...., prêtre, 80 ans, vigoureux. Depuis six ans, signes de calcul vésical.

Région rénale indolore. Reins sains. Léger catarrhe cystique.

Taille hypogastrique le 5 novembre 1888. Calcul volumineux et adhérent. Suture de la vessie de la façon suivante : un surjet au catgut réunit les lèvres de la plaie très près de leur bord, mais sans piquer la muqueuse. Une deuxième suture à points séparés très rapprochés au catgut plus fort, est placée à quel ques millimètres au-dessus de la première et adosse les parois vésicales à la manière d'une suture de Lembert.

Suture de la paroi abdominale, drain à l'angle inférieur.

Lavages boriqués de la vessie. Cathétérisme toutes les trois heures.

Le malade se lève à partir du cinquième jour durant une heure.

Le septième jour, quelques gouttes d'urine par le drain, depuis deux nuits on a négligé de sonder le patient. Le quinzième jour celui-ci urine seul ; au bout de trois semaines, il retourne chez lui avec une fistulette à l'endroit où était le drain. Deux mois après l'opération la fistule était comblée.

Obs. **3.** — Nixon. *Acad. de méd. d'Irlande*, séance de juin 1888.

Homme, 81 ans. Taille hypogastrique. Suture de la vessie. Mort par syncope cinq jours après l'opération. A l'autopsie, on a trouvé la plaie vésicale désunie sur une longueur de 1 cent. 1/2.

Obs. **4.** — Rivington. *Med. chir. transact.* London, 1886.

Homme, 61 ans. Urines ammoniacales. Calcul. Taille hypogastrique. Suture à la soie; insuffisante. Abcès à la jambe et à la cuisse droite. Mort. Pyélonéphrite droite. Ancien rétrécissement. Souffre depuis seize ans. Vessie irritable. Urines ammoniacales. On croit d'abord à une hypertrophie de la prostate et on pratique la taille périnéale. La prostate ayant été trouvée saine, on porte alors le diagnostic de calcul dans la vessie. Taille hypogastrique. L'extraction de la pierre est laborieuse; elle est suivie d'une forte hémorrhagie et de l'issue d'une urine fétide. Lavage de la vessie et suture à la soie. Drain dans l'ouverture périnéale. Suites passables bien que la suture ne tienne pas, à cause de la gangrène des lèvres de la plaie. Le drainage périnéal est maintenu pendant trois semaines. L'état s'aggrave ; cystite violente, abcès à la jambe et à la cuisse droites. Mort trois mois après l'opération.

Autopsie. — Vessie très hypertrophiée au niveau du trigono. Uretère gauche dilaté, pyélonéphrite droite.

Obs. 5. — ORLOWSKY. *Deutsche Zeitschrifft für Chir.*, 1885.

Homme, 64 ans. Calcul, taille hypogastrique, 30 mars. Les parois vésicales sont hypertrophiées ainsi que la prostate. Suture de *Gély* à la soie. Drain dans l'espace prévésical. Sonde à demeure.

4 avril. Cinquième jour post-opératoire, issue de l'urine par le drain.

Le 9. Douleurs très vives dues à la sonde ; on la retire et on cathétérise toutes les trois heures. Le testicule gauche est tuméfié et douloureux. Lavages de la vessie au nitrite d'amyle.

Le 20. Douleurs rhumatismales dans le membre supérieur gauche.

5 mai. On retire le drain et on ouvre un abcès du côté gauche du scrotum.

Le 10. Plaie abdominale complètement guérie.

Le 20. Fistule de la partie inférieure de l'abdomen.

Le 23. Pierre de la grosseur d'un pois dans la fistule, retirée sans difficulté.

Le 26. Exeat, la fistule persiste.

Obs. 6. — K. FRANCKS. *Acad. de méd. d'Irlande*, juin 1888.

Homme, 65 ans, hypertrophie prostatique et calcul. Taille haute. L'opération se fait sans difficulté et la plaie vésicale est réunie au moyen de deux rangs superposés de suture au catgut : le premier à points séparés, le deuxième d'un fil continu. Une sonde molle laissée dans la vessie est retirée le cinquième jour, puis un petit drain placé dans la plaie abdominale. La plaie vésicale se réunit par première intention et la miction

s'opère sans cathéter à partir du douzième jour. Le drain reste
en place pendant dix jours.

Obs. 7. — H. Lindner (Von Greiz). — *Deut. med. Woch.*, 1888,
n° 24. — *Deux calculs uratiques. — Taille hypogastrique.—
Surcharge graisseuse de la paroi abdominale. — Parois vésicales friables. — Suture de la vessie. — Violentes quintes de
toux, qui font céder la suture 30 heures après l'opération. —
Intoxication iodoformique. — Délire furieux. — Cicatrisation complète au bout de 3 semaines.*

W..., peintre, 54 ans ; à part son asthme, bonne santé habi-
tuelle. Depuis quelque temps miction très douloureuse, muco-
pus épais dans les urines. L'exploration démontre l'existence d'un
gros calcul. Après deux tentatives de lithotritie infructueuses
qui ne peuvent être supportées longtemps à cause de la grande
irritabilité de l'urèthre, on a recours à la taille haute le 22 septembre. Pas de Peterson. La vessie distendue par 300 cent.
cubes d'eau salicylée est découverte sans difficulté. Les manœuvres sont toutefois rendues assez pénibles par une surcharge
graisseuse de l'abdomen et une symphyse assez élevée. Ouverture de la vessie au milieu de deux anses de fil ; elle contient
deux calculs uratiques de la grosseur d'une noix. La paroi
vésicale est assez friable, aussi ne drainons-nous pas la cavité
de Retzius, mais la tamponnons avec de la gaze iodoformée. Le
ventre est fermé à l'aide d'une suture étagée. Le tampon de gaze
iodoformée sort à l'angle inférieur de la plaie. Ni sonde à demeure,
ni cathétérisme. Le soir, le malade est très agité, insomnie. Une
bronchite intense donne lieu à de violentes quintes de toux,
contre lesquelles la morphine est impuissante. 30 heures après
l'opération, les fortes quintes de toux font sauter la suture
et l'urine s'écoule par la plaie. Jusqu'alors le malade avait
uriné librement sans éprouver d'autre douleur qu'une grande
irritation dans l'urèthre, déjà ressentie antérieurement durant plusieurs jours, après chaque cathétérisme. Délire. Le

cinquième jour, on enlève la gaze iodoformée, on place un
drain et on panse avec de la mousseline, car on croit à une
intoxication iodoformique. Cependant le délire au lieu de
céder augmente au contraire et devient furieux. Le malade
sort continuellement du lit et de la chambre. Malgré cela, la
température reste normale, la plaie suit son cours, si bien que
12 jours après l'opération, la plus grande partie de l'urine passe
par l'urèthre et au bout de trois semaines tout est solide-
ment cicatrisé. L'état mental commence à s'améliorer à la fin
de la cinquième semaine, et au bout de deux mois à peine, le
malade est entièrement guéri, sauf un reliquat de catarrhe
pulmonaire. Il urine sans aucune gêne, ni douleur et ne se
ressent nullement de l'état où il s'est trouvé dans les premières semaines post-opératoires.

Obs. **8**. — C. J. Bond. *Lancet*, 5 février 1887. — *Taille sus-
pubienne. — Suture de la vessie ; première intention.*

Homme, 49 ans, vigoureux ; miction douloureuse depuis
trois ans. Vessie très irritable. Prostate légèrement augmentée
de volume, urines normales. Taille sus-pubienne et extraction
d'un calcul uratique d'un pouce un quart à un pouce et demi.
Malgré le tampon rectal et la distension de la vessie avec
16 onces d'une solution borique, on est obligé de faire une
nouvelle injection de 4 onces après l'incision des téguments.
La suture vésicale au catgut ne comprend que la couche musculeuse et les lèvres de la plaie sont facilement cooptées. Drainage de la plaie abdominale et cathétérisme toutes les 3 heures.
Le soir du jour de l'opération, une forte contraction de la vessie
expulse la sonde et quelques gouttes d'urine filtrent à travers
la plaie. Malgré cela, réunion par première intention. Suppression du drain au quatrième jour.

Obs. **9.** — Tiling. *St-Petersb. med. Wochensch.*, 1886.

Homme, 49 ans, douleurs vésicales depuis deux ans, légère hypertrophie de la prostate, entre à l'Institut clinique le 16 octobre. Violente cystite, beaucoup de sédiments, urines ammoniacales. Acide salicylique à l'intérieur. Lavages boriqués à 2 0/0. Pas d'amélioration.

18 novembre. Taille hypogastrique. Pierre de 15 gr. 5. 11 points de suture sans la muqueuse ; par-dessus une suture du pelletier. Drain dans l'espace prévésical. Suture de la paroi.

Les 19 et 20. Pansement. Plaie en bon état, non souillée. Le 26. On enlève le drain.

Le 28. Le malade quitte le lit. La température n'atteignit 38° que le 20 novembre.

Sort le 8 décembre 1885.

Obs. **10.** — Zancarol (d'Alexandrie). In *Bulletin Société de chirurgie, 1885. — Homme, 45 ans. — Calcul. — Taille hypogastrique; suture vésicale, réunion par première intention.*

Moustapha Elpitaïris, arabe de Damanhour, âgé de 45 ans, entré à l'hôpital grec le 24 décembre 1884.

Calculeux ; œufs de distoma hæmatobium dans l'urine. Taille hypogastrique le 25 décembre. Incision vésicale de 5 centimètres. Après lavage au sublimé, suture de la plaie vésicale à deux étages : trois points de suture profonde ne comprenant pas la muqueuse, quatre points de suture superficielle. Introduction d'une sonde métallique. Distension nouvelle de la vessie avec l'eau sublimée pour s'assurer que les sutures tiennent bien et en ajouter d'autres au besoin.

Le ballon rectal est vidé et enlevé, sa présence a beaucoup facilité la suture vésicale.

Suture de la paroi abdominale au fil d'argent ; drain à l'extrémité inférieure de l'incision.

Sonde élastique dans la vessie par l'urèthre ; on la laisse à demeure pendant 48 heures.

Pansement à la gaze sublimée. 10 centigr. d'opium.

Le soir, le pansement est changé, on vérifie si les pièces en sont propres. Le malade est tranquille, malgré une température de 39°.

27 décembre. On enlève un point de suture métallique et on retire la sonde.

Le 28. Le malade a pu uriner seul. On enlève tous les points de suture 72 heures après l'opération.

Le 29. Suppression du drain qui est remplacé par du coton sublimé.

30. L'orifice qui livrait passage au drain est fermé.

2 janvier. Septième jour après l'opération, le malade est tout à fait guéri.

Obs. **11.** — Lucas-Championnière. *Bull. Soc. chir.*, t. XV, 1889. — *Pseudo-corps étranger de la vessie. — Taille hypogastrique. — Suture vésicale. — Guérison complète 21 jours après l'opération.*

Homme, 44 ans, boulanger, entre le 26 mai 1888 à St-Louis, salle de l'isolement, n° 15 ; prétend avoir un bout de bois dans la vessie. L'exploration est négative. M. Championnière, vu les affirmations du malade, estime qu'il peut se tromper et qu'il est sage de pratiquer la taille sus-pubienne. Ballon de Peterson, fils suspenseurs. La taille faite assez largement pour pénétrer avec deux doigts, permet de constater que l'organe est grand et ne contient pas de corps étranger. Fermeture de la vessie par trois plans de suture.

1° 5 fils de catgut comprenant la muqueuse et la paroi vésicale.

2° 6 fils de catgut comprenant la paroi vésicale sans la muqueuse.

3° 5 fils de catgut comprenant la paroi vésicale et les parties périphériques ; 3 points de suture musculaire.

Suture cutanée au crin de Florence : 3 points profonds, 4 superficiels. Drainage prévésical. La réunion est aussi parfaite qu'on peut la souhaiter. Dans la soirée, le malade est sondé ; il urine seul dans la nuit, soit environ 20 heures après l'opération ; depuis cet instant, *il urine constamment seul, sans sondages ni lavages de la vessie.*

2 juin. Premier pansement ; enlèvement des fils, raccourcissement du drain de 2 centimètres. On le retire le 6.

Le 19. Vingt et unième jour après l'opération, le malade quitte l'hôpital complètement guéri. Morphinomane, alcoolique, il entre plus tard à St-Antoine, dans le service de M. Raymond, pour hystéro-épilepsie.

Obs. **12.** — Schwartz. *Bull. Soc. chir.,* t. XV, n° 5, juin 1889. — *Taille hypogastrique pour un corps étranger de la vessie devenu le centre d'un calcul ; suture immédiate.* — *Sonde à demeure.* — *Guérison.*

H., 42 ans, entre à Beaujon le 23 juillet 1888, avec des signes de calcul ; il s'était introduit au mois de février, dans l'urèthre une petite sonde en plomb qui cassa et dont un morceau resta dans la vessie. Antisepsie des voies urinaires à l'aide de prises quotidiennes de biborate de soude. Incision vésicale de 3 cent., passage d'un fil dans les parois du viscère de chaque côté. Ablation du calcul. L'urine étant claire et la vessie paraissant saine, fermeture de l'organe par deux plans de suture ; premier, avec du fil de soie fin ; deuxième, par-dessus le premier. Sonde à demeure à deux yeux fixée par un point de suture la traversant avec le méat urinaire. Filtration d'urine le sixième jour.

19 août. La plaie est complètement fermée et la sonde retirée.

Obs. **13.** — Keyes. *Journ. of cutaneous and genito-urinary diseases,* juillet 1887. — *Taille sus-pubienne. — Calcul. — Suture vésicale. — Guérison par première intention.*

H., 24 ans. Depuis des années, coliques néphrétiques des deux côtés. Examen le 24 décembre 1886, démontrant la présence d'un calcul. Taille haute le 27 décembre. Le calcul pèse 70 gr. L'incision vésicale donne lieu à une hémorrhagie des parois épaissies. Suture de la vessie. Drainage périnéal. Sutures profondes et superficielles de la plaie abdominale, après l'introduction d'un gros drain dans l'espace prévésical. Réunion immédiate en 48 heures. Le drain prévésical enlevé le septième jour est remplacé le neuvième à cause d'une élévation subite de la température. Le patient sort de l'hôpital le vingt-sixième jour complètement guéri.

Obs. **14.** — Zézas. *Arch. f. Klin. chir.,* XXVIII, p. 883, 1883.

H., 46 ans, taille hypogastrique. Calcul phosphatique de 4 gr. 5. Suture de la vessie par quatre points de catgut. Réunion par première intention.

Obs. **15.** — Orlowsky. *Loc. cit.*

H., 33 ans, rétrécissement de l'urèthre. Bougie dans la vessie. Taille hypogastrique, 28 juillet. Suture de *Gély* au catgut, comprenant la paroi sauf la muqueuse. Suture de l'abdomen à la soie. Drain à la partie inférieure. Sonde de Nélaton à demeure. Le lendemain matin, l'urine coule librement par la sonde. Le 30, la sonde s'est échappée. On change le pansement et on remet la sonde en place. 1er août, la sonde se déplace de nouveau. Le malade urine normalement en petite quantité. La sonde est replacée. Le 3, un peu d'urine s'écoule par l'abdomen jusqu'au 10. Le 15, le patient urine sans douleur ; on enlève la sonde. Le 27, exeat.

Obs. **16.** — Assmuth. *Saint-Petersb. med. Wochensch.,
1886, n° 47. — Calcul développé autour d'une mèche. —
Taille hypogastrique. — Suture vésicale. — Sept mois après,
expulsion par l'urèthre d'un bout de fil de soie incrusté
provenant de la suture.*

H., 42 ans, calcul, urines presque normales. Ses occupations l'empêchent de se faire opérer immédiatement. Quatre semaines plus tard, il revient fébricitant, ses urines sont troubles, infectes, alcalines ; résultat d'une tentative d'écrasement de la pierre à l'aide des doigts. Il avait introduit profondément l'indicateur dans le rectum, et le pouce appuyant sur le périnée, avait rapproché fortement les deux branches de la pince ainsi formée. Taille haute avec suture vésicale insuffisante au septième jour. La fistule se ferme le quarantième jour post-opératoire. La pierre mesure 2 c. 6 de long sur 2 c. 2 de large, elle a pour noyau une matière molle qui n'est autre qu'une mèche. (Le malade avoue qu'il y a un an, atteint de blennorrhagie, il s'est introduit un rat de cave dans l'urèthre dans l'espoir de calmer un prurit insupportable). Sept mois après, il rapporte à l'ambulance de l'hôpital Alexandre, un bout de fil de soie incrusté, bout de fil passé dans l'urèthre à la suite de violentes douleurs. C'est évidemment un débris des fils de la suture vésicale éliminé ainsi par un hasard heureux, car il eût pu devenir le centre d'un nouveau calcul.

Obs. **17.** — Gussenbauer. *Centralb. f. Chir.*, 1886, n° 24.

L'auteur rapporte au quinzième Congrès des chirurgiens allemands un cas de fistule consécutive à la taille haute. La vessie suturée à la soie s'était réunie par première intention. Les fils furent enlevés au bout de deux semaines ; ils étaient très incrustés et la fistule se forma sans doute par un de leurs orifices.

OBS. **18**. — SKLIFOSOWSKY. *Centralb. Chir.*, 1885.

Th. K..., 19 ans. 300 gr. d'eau distillée dans la vessie avant l'opération. Incision abdominale de 10 cent. Incision de la vessie. Extraction du calcul. Lavage vésical avec la solution boriquée et suture au catgut à trois étages. Suture de la peau à la soie. Drainage de l'espace prévésical. Sonde de Nélaton à demeure. Guérison. Trois semaines après l'opération, le malade peut garder les urines 3 et 4 heures.

OBS. **19**. — PILCHER. *New-York med. Journ.*, 26 décembre 1885. — *Taille hypogastrique. — Suture vésicale. — Réunion par première intention.*

Pilcher présente à la Société de chirurgie de New-York un jeune homme de 21 ans, auquel il a extrait un calcul, il y a deux semaines, par la taille hypogastrique. La pierre pesait 207 grains, était composée d'un noyau central d'acide urique avec une couche d'oxalate de chaux à la périphérie. Sonde à demeure. Fermeture de la vessie par 7 ou 8 points de suture en fine soie passée seulement à travers la couche musculeuse et sous-muqueuse. La couche musculo-celluleuse sus-jacente fut maintenue par une suture continue au catgut. On avait avivé préalablement les surfaces obliquement, suivant le procédé de Géza d'Antal. Un plan de suture superficielle forma hermétiquement toute la plaie. Pansement iodoformé. On enleva le cathéter le neuvième jour. Le onzième jour le malade retourna chez lui ; la réunion complète s'étant effectuée par première intention sans aucun accident. Le malade est actuellement au quatorzième jour de l'opération.

Obs. **20**. — Sklifosowsky. *Loc. cit.*

K. Sch., 22 ans, injection de 250 gr. d'eau dans la vessie. Incision abdominale de 12 cent. Incision vésicale 3 cent. 1/2, Suture vésicale à deux étages. Suture de la peau à la soie. Drainage de l'espace prévésical. Sonde à demeure. Guérison en trois semaines.

Obs. **21**. — Ultzmann. *Wiener med. Presse*, 1889.

Homme, 27 ans. Taille hypogastrique. La plaie vésicale est réunie par sept points de suture entrecoupée au catgut, comprenant toute l'épaisseur de la paroi. Suture de l'abdomen. Drain dans l'espace prévésical. Pansement de Lister. Sonde à demeure. Cathétérisme toutes les heures et injection phéniquée à 1/2 0/0 plusieurs fois par jour. Pas de fièvre. Suppression de la sonde le huitième jour. On la remet en place le lendemain parce qu'un peu d'urine s'est échappée par le drain. Guérison complète le quatorzième jour.

Obs. **22**. — H. Lindner. *Loc. cit. — Homme, 19 ans. — Calcul. — Urines purulentes. — Taille hypogastrique. — Suture. — Réunion par première intention.*

O. T..., tisserand. Miction très douloureuse depuis son enfance. Urines purulentes, parfois sanguinolentes. Existence d'une grosse pierre mamelonnée. Pénis volumineux et d'une forme caractéristique. Le malade admis à l'hôpital le 20 juin, subit la taille le 22. Pas de Petersen. La vessie est distendue avec une solution salicylée chaude de 350 c. c. On la trouve facilement après l'incision complète des téguments abdominaux. Le péritoine se laisse aisément refouler. Fils suspenseurs au milieu desquels la vessie est incisée. La pierre oxalatique, hérissée de fortes épines, nécessite une grande ouverture. Pinces à forcipressure pour arrêter l'hémorrhagie vésicale. La muqueuse saigne beaucoup. Nouveau lavage de la vessie avec la solution salicylée et suture vésicale à deux étages.

Dans la cavité prévésicale, drain d'un volume moyen. Suture des muscles et de la peau. Le pansement terminé, nouvelle injection vésicale. La pierre pèse 33 gr. Le soir le malade n'éprouve plus de douleurs. Comme il n'avait pas encore uriné, on le sonde par précaution. Dès lors la miction a lieu spontanément. Les dernières gouttes d'urine qui le premier jour étaient légèrement sanguinolentes, deviennent normales dès le deuxième jour, elles ne contiennent pas de pus. La température n'atteignit 38° que le troisième jour. Le quatorzième jour, on supprime le drain et le pansement antiseptique.

La cicatrisation complète est un peu retardée par une fistulette superficielle de la plaie du ventre dans son tiers inférieur. Cependant le malade se lève le quatorzième jour et quitte l'hôpital 22 jours après l'opération, entièrement guéri.

Obs. **23.** — Koenig. *Congrès des chir. allemands à Berlin,* 24-27 avril 1889.

Montre une pièce provenant d'un homme auquel il a pratiqué quatorze jours avant la cystotomie sus-pubienne avec suture immédiate, et qui a été emporté par une pneumonie. C'est à peine si on reconnaît encore la ligne de suture.

Obs. **24.** — Swain. *Lancet,* 1880, T. 1.

E. G., fille de 10 ans. Taille hypogastrique. Extraction d'un calcul développé autour de la partie moyenne d'une épingle à cheveux. Suture vésicale et abdominale au catgut. Guérison complète en 24 jours. Les trajets fistuleux qu'avait occasionnés le corps étranger étaient comblés.

Obs. **25**. — Gross. *Semaine méd.*, 1886, p 425.

Fille, 13 ans, épingle à cheveux dans la vessie depuis 15 jours. Taille hypogastrique. Suture de la vessie sans la muqueuse, à la soie et à points séparés. Suites très favorables. Guérison complète et rapide.

Obs. **26**. — J Croft. *Lancet*, 15 décembre 1888, p. 1174. — *Taille hypogastrique, suture complète de la vessie, réunion par première intention. — Scarlatine. — Guérison.*

F. M., 8 ans, entre le 16 mai 1887 à l'hôpital St-Thomas. Depuis trois ans présente les symptômes d'un calcul vésical. Densité de l'urine 1020, elle est alcaline, mais ne contient pas d'albumine. 20 mai, taille hypogastrique après ballonnement rectal et distension de la vessie. Ablation d'un petit calcul d'acide urique. La vessie est lavée à l'aide d'une solution d'acide borique à 20 0/0, et fermée par 10 points de suture de Lembert : 5 points en soie fine alternant avec 5 points au catgut. Nouveau lavage de la vessie pour examiner si elle est hermétique. Suture profonde au catgut, suture superficielle à la soie, de la paroi abdominale. Le deuxième jour, rash avec fièvre. C'était la scarlatine. La guérison se fit au bout d'un mois, mais trois semaines après il y eut une rechute. Pendant tout le cours de cette grave maladie, la plaie vésicale resta complètement étanche et guérit rapidement. L'urine s'écoula tout entière par l'urèthre. On a enlevé les sutures superficielles de la paroi abdominale aussitôt l'apparition de la fièvre et du rash, et cette région s'est réparée par bourgeonnement.

Obs. **27**.— II. Lindner. *Loc. cit. — Enfant 4 ans 1/2. — Calcul. — Taille hypogastrique. — Suture vésicale.— Réunion par première intention.*

G. F., miction douloureuse dans ces dernières semaines ; depuis quelques jours, fréquentes rétentions d'urine. La pierre fuit devant le cathéter explorateur, et du col tombe dans la vessie. Taille le 20 septembre. Pas de Petersen. Injection d'une solution salicylée de 159 centim. cubes. La vessie est ouverte au milieu de 2 anses de fil. Petite pierre phosphatique. Suture vésicale à deux étages. Le tissu cellulaire prévésical est suturé au-dessus de la plaie. Drainage de la cavité de Retzius. Suture étagée de la paroi abdominale. Ni sonde à demeure ni cathétérisme. Un peu d'agitation dans les premières 24 heures ; 38°,7. Miction spontanée, copieuse, sans douleur. Le pansement est trop serré et gêne la circulation abdominale, d'où l'agitation et la fièvre. On desserre le pansement ; la fièvre tombe sans réapparaître. Au dix-septième jour, guérison parfaite.

Obs. **28**. H. Lindner.— *Loc. cit.— Enfant 6 ans.— Calcul.— Taille hypogastrique. — Suture vésicale. — Réunion par première intention.*

A. M., reçu à l'hôpital le 14 septembre 1887. Pénis caractéristique. Taille hypogastrique le 16 septembre. Pas de Petersen. La vessie est distendue avec 180 centim. cubes d'une solution salicylée chaude, fixée, puis ouverte. Suture vésicale à deux étages. Suture particulière du tissu cellulaire prévésical au-dessus de la plaie. Drain dans la cavité de Retzius. Suture des muscles et de la peau. Lavage salicylé avant la suture vésicale et après le pansement. Pas de sonde à demeure, pas de cathétérisme ; suites favorables. Dès le début, miction spontanée. La température n'atteignit jamais 38°. Les quatrième et cinquième jours, hématurie qui disparaît sans autre traitement. On change le pansement le quatrième jour et on supprime le drain le treizième. Guérison le vingtième jour postopératoire.

Obs. **29**. — Cit. Monroe Thomas. Philadelphia, 1887,

Enfant, 8 ans. Taille hypogastrique. Péritoine facilement décollé et refoulé. Suture vésicale. Guérison par première intention.

Obs. **30**. — Kramer. *Arch. f. Klin. chir.*, XXVIII, 1883.

Enfant, 7 ans. Taille hypogastrique. Calcul phosphatique de 5 gr. 5. Suture de la vessie par 4 points au catgut. Légère filtration d'urine le cinquième jour. Guérison au vingtième jour.

Obs. **31**. — Violano. *Annali universali di med.*, juillet 1886.

Enfant, 29 mois. Taille hypogastrique. Calcul de 17 gr. Suture de la paroi vésicale au catgut à points séparés, un plan profond, un plan superficiel. Suture de l'abdomen. Sonde élastique n° 6 à demeure. Apyrexie complète. Réunion par première intention de la plaie vésicale et abdominale.

Obs. **32**. — William Parker. *Lancet*, juillet 1886.

Enfant, 3 ans, petit, rachitique, anémié. Calcul. Taille hypogastrique. Ballon de Petersen; fils tenseurs. Injections boriquées pour chasser les caillots. Suture de la vessie au catgut. Suture des muscles droits et de la peau. Iodoforme et ouate sublimée maintenue avec une bande de flanelle. Le pansement changé au bout de 48 heures est complètement sec. L'enfant urine naturellement par le canal. Le quatrième jour, on enlève les fils de suture. Seize jours après l'opération, l'enfant sort guéri.

Obs. **33**. — Kispert. *Central. f. Chir.*, 1881, p. 494.

Garçon, 4 ans. Incision vésicale 2 centimètres. 2 points de suture à la soie traversant toute l'épaisseur de la paroi. Réunion de la plaie abdominale par 4 points de suture; drain à son extrémité inférieure. Sonde à demeure qu'on retire le quatrième jour, l'urine étant expulsée en jet par l'urèthre. Le pansement de Lister appliqué n'est nullement imbibé d'urine.

Obs. **34**. — Géza d'Antal. *Central. f. Chir.*, 1885.

J. G., 5 ans. Depuis trois ans, douleurs en urinant. Pierre de 2 cent. 1/2. Urines albumineuses, sanguinolentes et muqueuses. Taille hypogastrique le 9 mars. Avivement ovalaire de la vessie aux dépens des tuniques externe et moyenne : longueur 3 centimètres, largeur 1 1/2. Incision verticale de la muqueuse. Pierre oxalatique de 3 gr. 19. 9 points de suture à la soie sublimée en dehors de la muqueuse. Suture de la peau. Pansement de Lister. Lavage de la vessie toutes les 2 heures avec de l'eau salée. Sonde de Nélaton à demeure. Position demi-assise.

15 mars. On enlève les fils de la paroi; première intention.

Le 18. Suppression de la sonde à demeure; le malade urine librement.

Le 21. Présenté guéri à la Société de médecine de Budapest.

Obs. **35**. (INÉDITE). Communiquée par M. le Dr TUFFIER. —
*Rétrécissement de l'urèthre ; uréthrotomie interne. — Néo-
plasme vésical. — Taille hypogastrique. — L'infiltration
néoplasique est telle que l'extirpation de la tumeur est impossible. — Suture complète de la vessie ; partielle de la
paroi abdominale. — Drainage prévésical. — Sonde à demeure. — Réunion de la vessie per primam. — La tumeur
envahit l'excavation pelvienne. — Mort. — Autopsie.*

P. J..., 72 ans, ferblantier, entre à Cochin le 14 novembre
1888, salle Chassaignac, n° 9.

Blennorrhagie à 20 ans, l'écoulement persiste pendant 6 à
8 mois.

Il y a 8 ans, apparition des premiers symptômes d'un rétrécissement uréthral pour lequel le malade entre à Cochin et subit
l'uréthrotomie interne. En 1883, c'est-à-dire il y a cinq ans,
réapparition progressive des mêmes accidents qui sont suivis
d'une infiltration d'urine. Entrée à l'hôpital, incision et deuxième uréthrotomie interne, exeat. Mais le malade ne prend pas la
précaution de se sonder régulièrement et subit quatre fois encore l'uréthrotomie interne, l'avant-dernière en juin 1887, la
dernière en février 1888. État général toujours bon durant tous
ces accidents et ces opérations successives. Depuis trois mois
hématuries de quantité variable, plus abondantes après la mar-
che, survenant le jour et la nuit et compliquées depuis une semaine de phénomènes de rétrécissement.

Apyrexie, mictions lentes et fréquentes, l'urèthre admet avec
peine le n° 14 qui franchit difficilement la portion bulbeuse
rétrécie. Urines visqueuses, foncées, contenant de *temps à autre*
du sang surtout rendu à la fin de la miction. Le premier jet
expulse cinquante-cinq fois un caillot allongé logé dans l'urèthre. Prostate assez grosse, régulière. Ni douleur ni tuméfaction
lombaire.

20 novembre. Amélioration relative des symptômes vésicaux;

mictions moins fréquentes, douleurs moindres, mais les urines, malgré les lavages boriqués, restent toujours sales, visqueuses, ammoniacales. État général bon.

Repos au lit, 2 gr. borate de soude à l'intérieur.

Les touchers hypogastrique et rectal combinés, après évacuation de la vessie, démontrent l'épaississement des parois vésicales sans induration ni irrégularité du bas-fond.

Le 31. Uréthrotomie interne.

1er décembre. Cessation des hématuries.

Le 3. Ablation de la sonde à demeure ; urines de nouveau teintées de sang.

En présence de ces symptômes, M. Tuffier diagnostique une tumeur vésicale et propose au malade, qui l'accepte, la taille sus-pubienne.

Sulfate de quinine, 0,50 la veille et un lavement le matin de l'opération.

Le 13. Taille sus-pubienne. Ballon de Petersen, 500 gr. d'acide borique dans la vessie. Incision couche par couche, section de la vessie au bistouri et suspension des deux lèvres de la plaie du réservoir au moyen de deux fils.

Le toucher intra-vésical et l'éclairage électrique permettent de constater les particularités suivantes : Vessie modérément grande, absence de lésions dans le segment inférieur, le segment supérieur présente sur sa paroi antérieure une infiltration néoplasique qui occupe encore le sommet de l'organe. Toute l'épaisseur de la cloison est envahie et tapissée de saillies très dures, grosses, irrégulières, que l'incision vésicale a traversées dans sa partie supérieure. La paroi postérieure est rouge, légèrement granuleuse. La propagation s'est faite au péritoine, et les tentatives pour le décortiquer du sommet de la vessie restent sans résultat. Devant cette impossibilité d'extirper le néoplasme, devant la difficulté de réséquer le péritoine et peut-être l'intestin adhérent, M. Tuffier se résout à suturer la vessie et à placer une sonde à demeure qui aura tous les bénéfices des tubes de Périer sans avoir les inconvénients d'une tumeur bourgeonnante, au niveau de la plaie hypogastrique. *Fermeture de la vessie* par deux étages de sutures. Le premier réunit les deux lèvres de la plaie par des points au catgut n'intéressant pas la muqueuse, mais passant en plein néoplasme, le deuxième superficiel, comprend six points de Lembert à la soie. Suture des muscles au catgut, de la peau au crin de Florence. Un drain est placé dans la cavité de Retzius. Pansement : iodoforme, gaze phéniquée, ouate. Sonde à demeure ouverte.

Le 16. Apyrexie, urines non sanglantes mais laissant un dépôt purulent, deux lavages boriqués par jour.

Le 17. Premier pansement, bon état de la plaie.

Le 20. Deuxième pansement, ablation des sutures.

Le 24. Plaie hypogastrique complètement cicatrisée, légère suppuration du trajet du drain. La sonde a été changée hier pour la deuxième fois.

3 janvier. Cicatrisation complète de la plaie hypogastrique.

Le 9. Ablation de la sonde à demeure.

Le 30. Mictions faciles non douloureuses (3 à 5 pendant le jour, autant la nuit), l'urèthre admet le n° 14. Urines fétides, avec sang intermittent. Au niveau de la cicatrice abdominale on sent une large plaque d'induration remontant à cinq travers de doigt environ au-dessus du pubis.

24 février. L'hématurie reparait assez abondante et s'accompagne de fièvre, d'inappétence, de sensibilité abdominale dans la région cicatricielle indurée, envahie par le néoplasme ; mais cette hémorrhagie cesse sous l'influence de cataplasmes laudanisés, et de deux lavages boriqués par jour à la température de 40° à 45°.

6 mars. Le malade était revenu à son état antérieur.

Il reste ainsi jusqu'en mai. A ce moment, les pissements de sang se reproduisent avec abondance et sont rebelles à tout traitement.

Lavages boriqués chauds, simples d'abord, puis additionnés de liqueur de Piazza, et enfin injection chaude d'eau de pin. Un peu d'amélioration mais de courte durée.

Dès ce moment, la cachexie qui n'était que minime fait de rapides progrès. Le malade se nourrit peu, a de la fièvre le soir, une hématurie constante, expulse avec de pénibles efforts des caillots sanguins retenus par un rétrécissement déjà plusieurs fois incisé. N'étaient ces violentes contractions vésicales et abdominales, les douleurs seraient peu prononcées.

En même temps, la tumeur qui a déjà envahi la cicatrice, gagne peu à peu les régions voisines, si bien qu'à un moment donné on peut sentir une masse occupant toute la partie inférieure de la paroi abdominale. La cicatrice de blanche devient rosée, et fait en avant une saillie de la grosseur d'une mandarine. La tumeur adhère bientôt au pubis, à l'éminence ilio-pectinée et finalement occupe tout le bas-ventre. L'anorexie et l'amaigrissement augmentent, et, le 24 août 1889 le malade meurt cachectique, sans complication ultime.

Autopsie le 26. — Faite d'une façon incomplète, car on n'a regardé que la vessie. Incision sur la ligne médiane. Au niveau de la cicatrice, tissu blanchâtre, lardacé. Adhérence complète de la paroi antérieure de la vessie à la paroi abdominale. La cavité vésicale est très réduite et tapissée de caillots fibrineux ; sa paroi postérieure est envahie. Le néoplasme adhère au pubis, à l'éminence ilio-pectinée, occupe à peu près toute l'excavation et comprime en arrière le rectum.

Obs. **36.** — Bazy. *Gaz. des hôp.*, 26 mars 1889. — *Femme, 39 ans. — Depuis 19 ans, hématuries symptomatiques d'une ulcération vésicale. — Taille haute. — Suture de la vessie ; réunion par première intention.*

Boulangère. Depuis l'âge de 20 ans, hématuries intermittentes. Entre à Beaujon, salle Huguier, n° 19, le 23 octobre.

Taille hypogastrique. Muqueuse lisse, pâle et sans trace de fongosités. Près de l'orifice urétéral gauche, ulcération de 1 centimètre de longueur et de 2 millimètres de largeur. Cautérisation au thermo-cautère. Fermeture de la plaie vésicale au moyen de 5 sutures en bourse avec du catgut n° 2. Injection d'épreuve. Sonde à béquille, *grillagée*, à demeure. Drain abdominal. Pansement à la gaze iodoformée. Au huitième jour, on enlève les sutures et on trouve le drain dans le pansement ; la partie de la plaie au niveau de laquelle il passait, était hermétiquement fermée comme les autres parties, ce qui fait supposer qu'il est sorti le jour même de l'opération pendant le transport de la malade de la salle d'opération à son lit.

Obs. **37.** — Keyes. *Loc. cit.* — *Tuberculose vésicale. — Taille hypogastrique. — Suture de la vessie. — Filtration d'urine. — Guérison en 5 semaines.*

H., 28 ans. Depuis quatre ans, mictions douloureuses, fréquentes, suivies d'une sensation de brûlure. Taille hypogastrique le 30 novembre 1886. Un tiers environ de la muqueuse vésicale est recouvert d'un semis de fines villosités, de granulations tuberculeuses saignant au moindre contact et occupant la base de la vessie, toute la paroi antérieure, une partie de la paroi supérieure et du trigone. Grattage à la curette. Drainage périnéal. Suture totale de la vessie au catgut, sans suture des plans superficiels qui sont laissés béants et recouverts de coton iodoformé. Quelques jours après l'opération, l'urine s'écoule par la plaie abdominale, mais cette complication cesse spontanément peu de temps après. Guérison en 5 semaines ; l'amélioration est considérable, mais point absolue.

Obs. **38.** — Cavazzani. *Sperimentale*, 1887, fasc. 5. — *Papillome de la vessie. — Taille hypogastrique, suture. — La sonde ne fonctionnant pas, la rétention d'urine fait éclater la suture.*

H., 40 ans, s'est introduit dans la vessie, à une époque qu'il ne peut déterminer, une bougie uréthrale, pour l'extraction de laquelle on lui fait une taille périnéale infructueuse. Le malade consulte alors Cavazzani. Ce dernier constate dans les urines des débris de tumeur dont il reconnaît la nature papillomateuse. Taille hypogastrique. Extraction d'un fragment de bougie de 7 centimètres de long. La tumeur sessile s'implante sur le trigone. Ablation avec la curette tranchante, cautérisation au thermo-cautère. Sonde de Nélaton n° 28 à demeure. Suture vésicale. Suture étagée de la paroi abdominale. Les yeux de la sonde s'oblitèrent bientôt et la rétention d'urine fait éclater la suture. Récidive deux mois après avec métastases.

Obs. **39**. — Bruns. *Beiträge zur Klin. chir.*, Bd II, Hft 3. — *Papillome vésical. — Taille hypogastrique. — Suture. — Filtration d'urine le deuxième jour.*

Étudiant, 21 ans, se présente à la clinique de Tubingue. Depuis trois ans, urines fréquentes, sanguinolentes. Depuis la Pentecôte 1885, miction spontanée impossible. La sonde amène des débris de tumeur dont la nature papillomateuse est reconnue au microscope. Fièvre ; palper hypogastrique douloureux. Hématuries. Taille sus-pubienne, juin 1885.

La tumeur occupe la paroi postérieure de la vessie qui est hypertrophiée. Ablation du néoplasme et ligature du pédicule au catgut ; suture de la vessie au catgut. Sonde à demeure. Le pansement est changé deux jours après parce que l'urine filtre à travers la plaie. La fièvre persiste. Fin juin, incision d'un abcès sur le côté du périnée, suivi de la chute de la température. Fin juillet, complète guérison, qui s'est maintenue jusqu'aujourd'hui.

Obs. **40**. — Keyes. *Loc. cit. — Papillome villeux. — Taille haute. — Suture vésicale. — Guérison en un mois.*

Homme, 49 ans. Depuis quatorze ans, douleurs en urinant, mictions fréquentes. Hématuries intermittentes. Taille haute le 26 septembre 1886. Fils suspenseurs. Par l'exploration digitale, on reconnaît la présence de saillies villeuses saignantes. Grattage étendu, complet. Drainage périnéal. Suture de la vessie au catgut. Suture de la plaie abdominale, à la soie bouillie ; drain dans l'espace prévésical. Pansement iodoformé. L'urine ne filtre pas par la plaie. Au huitième jour, fièvre et pus dans l'espace prévésical. La troisième semaine, on enlève les drains, et moins d'un mois après l'opération, le malade est debout. Examen histologique : papillome villeux.

Obs. 41. — Kummel. *Deut. med. Woch.*, 1887, n° 7.— *Homme, 70 ans ; adénome de la prostate. — Taille hypogastrique. — Guérison de la vessie par première intention.*

Homme, 70 ans. Taille haute le 21 septembre 1886. Éponge dans le rectum au lieu du ballon de Petersen. Vessie préalablement désinfectée. Muqueuse un peu rouge. Au milieu du col vésical, de chaque côté de l'orifice uréthral, existent deux tumeurs grosses comme une noisette, sessiles. Ablation au thermo-cautère. Fermeture de la vessie par 3 rangs de sutures au catgut. Suture partielle de la plaie cutanée. Tamponnement de la cavité prévésicale avec de la gaze iodoformée. Sonde à demeure. Lavage vésical journalier. Le quatorzième jour, suppression de la sonde ; cathétérisme toutes les trois heures. Forte uréthrite ; épididymite ; abcès du scrotum. Quatre semaines après l'opération, le malade peut quitter le lit. La plaie abdominale n'est pas plus grande qu'un marc.

Obs. 42. — Kummel. *Loc. cit.* — *Homme, 31 ans. — Papillome vésical. — Taille hypogastrique. — Excision de la tumeur. — Suture de la vessie. — Guérison en 5 semaines.*

Taille le 2 avril 1886. Ballon de Petersen. Injection d'une solution sublimée. Polype gros comme un pois implanté à 1 centi-

mètre au-dessous et à gauche de l'orifice uréthral. Pédicule a
1 centim. 1/2 de longueur.

Excision de la tumeur et suture au catgut. La plaie vésicale
est fermée par trois rangs de sutures au catgut. Suture partielle de la plaie abdominale qu'on laisse ouverte à sa partie
inférieure, sur une étendue de 7 centimètres pour placer un
tampon de gaze iodoformée. Ouate de charpie de bois. Sonde à
demeure.

Le cinquième jour, la sonde est enlevée contrairement aux
ordres du chirurgien. L'urine filtre à travers une fistule vésicale. On replace la sonde, et 14 jours après la fistule est
guérie. La portion de la plaie vésicale qui était suturée guérit
par première intention. Le patient sort au bout de 5 semaines.

OBS. **43.** — LUCAS-CHAMPIONNIÈRE. *Revue de chir.*, septembre 1889. — *Cystocèle inguinale.* — *Déchirure de la vessie
dans le cours de l'opération.* — *Suture complète.* — *Guérison.*

C. P..., 43 ans, journalier, entre à Saint-Louis, salle des
Baraques, n° 40, le 29 juin 1887. Depuis trois mois, hernie très
douloureuse au niveau du pli de l'aine gauche. Le 30. Opération. La vessie dissimulée sous un amas de graisse est ouverte.
Réunion complète de la vessie de la façon suivante :

1° Huit points de suture au catgut sur une ligne.

2° Dix points de suture au catgut en doublant par-dessus la
première ligne.

Drainage au-dessus de la plaie vésicale; sutures superficielles.

18 juillet. Troisième pansement ; on enlève le drain.

Sort en très bon état avec un bandage Raynal.

Ons. **44**. —Lucas-Championnière. *Loc. cit. — Hernie inguinale gauche contenant la vessie. — Cure radicale. — Déchirure et suture de la vessie.*

L..., Yves-Marie, 44 ans, journalier, entre à Saint-Louis, salle
de l'isolement, n° 23, le 17 décembre 1887. Début il y a 11 ans.

Cure radicale le 5 janvier 1888. La vessie cachée sous des
pelotons adipeux est ouverte. Les lèvres de la plaie vésicale
sont réunies ainsi :

Premier plan, onze points de suture au catgut comprenant
toute la paroi.

Deuxième plan, neuf points de suture au catgut traversant
la paroi externe de la vessie et passant par-dessus le premier
rang, de telle sorte que la face externe vésicale se trouve adossée à elle-même par-dessus le premier rang.

Troisième plan, deux points de suture au catgut qui main-
tiennent la paroi vésicale repliée une deuxième fois au-dessus
du deuxième rang. Douze sutures superficielles aux crins de
Florence.

Drain au-dessus de la vessie.

10 janvier. Plaie en bon état, drain enlevé.

Le 18. Un peu d'urine s'écoule par le drain. A partir du 23 la
plaie est complètement cicatrisée. Le malade quitte l'hôpital
absolument guéri.

Soins donnés à la vessie. Tous les jours, un lavage à l'eau
boriquée jusqu'au 18 ; à partir de ce jour, on a fait en outre
un cathétérisme simple le soir.

Ons. **45**. — Julliard. *Revue méd. de la Suisse Romande,*
III, p. 27, 1883. — *Déchirure de la paroi postérieure de la
vessie dans le cours d'une ovariotomie. — Suture vésicale.
— Cancer du foie. — Autopsie. — Examen de la cicatrice.*

Femme 40 ans. Kyste de l'ovaire ; ovariotomie. En séparant
les adhérences avec les doigts, la paroi postérieure de la ves-

sie se fend sur une étendue de 12 cent. Suture de Lembert par
15 fils de catgut en dehors de la muqueuse. Le cinquième jour,
urines normales. Le dixième, première miction spontanée.
Pollakiurie jusqu'à la troisième semaine ; six mois plus tard,
mort par cancer du foie. La cicatrice de la vessie forme une
ligne d'un blanc nacré ; pas de traces des fils de catgut. Un des
fils de soie qui a servi à lier le pédicule du kyste est encore
visible.

OBS. **46**. — J.-L. REVERDIN. *Annales des mal. des org. génit.
urin.*, janvier 1886.

Fille, 35 ans. Gros kyste multiloculaire de l'ovaire. En libé-
rant les fortes adhérences de la vessie avec la paroi abdominale
postérieure, on ouvre largement l'organe d'un coup de ciseaux.
La solution de continuité de 6 cent. s'étend du milieu de la paroi postérieure au milieu de la paroi antérieure de la vessie.
Suture immédiate par sept points de catgut, mode de Lembert ;
trois en arrière, quatre en avant. Pour plus de sécurité, fixation
à l'abdomen. Sonde à demeure ; trois semaines après, la malade
partait guérie.

OBS. **47**. — SAENGER de Leipzig. *Soc. allem. de Gynécologie*,
1888.

Fibro-sarcome de l'ovaire avec ascite. Une partie de la vessie
prise pour une adhérence est sectionnée après ligature. Suture du moignon vésical à l'angle inférieur de la plaie. Cathétérisme pendant deux jours et lavage de la vessie pendant une
semaine. Réunion par première intention, sans qu'une goutte
d'urine ait passé dans la cavité péritonéale.

INDICATIONS DE LA SUTURE

Une des causes les plus fréquentes de l'échec de la suture, est son application inopportune.

Les corps étrangers et les calculs par leur contact et la gêne qu'ils apportent à la miction congestionnent la muqueuse et la prédisposent à l'inflammation. Le léger traumatisme dû à l'exploration augmente encore le degré de réceptivité du viscère, et, si l'instrument est malpropre il se déclare une cystite d'intensité variable dont les germes morbides déposés sur le cathéter ont été la cause déterminante.

Il n'y a d'abord que des taches ecchymotiques, mais que la phlegmasie persiste, la muqueuse se dépouille de son épithélium et s'ulcère, la musculeuse s'hypertrophie, l'urine séjourne et s'altère dans les cellules qui s'ensuivent : laiteuse, fétide, alcaline, elle favorise la formation de collections purulentes entre les couches de la vessie ; de superficielle la cystite est devenue interstitielle.

La lésion ne restera pas limitée au réservoir. Précédée de l'agent infectieux elle sera ascendante, envahira peu à peu l'uretère et le rein, et le malade présentera les symptômes de la pyélo-néphrite ou de la néphrite scléreuse.

Les tumeurs ne se compliquent de cystite ou de pyélo-néphrite que dans une période assez tardive. Dans l'intervalle des hématuries les urines sont habituellement claires. Mais le néoplasme siège-t-il au niveau d'un uretère de manière à l'oblitérer plus ou moins complètement, il produira rapidement une dilatation de ce conduit et une infection du rein de bas en haut par contamination immédiate et continue de l'orifice de son canal excréteur.

De cet aperçu anatomo-pathologique il nous sera facile de tirer les indications de la suture.

Le premier devoir du chirurgien est d'établir son diagnostic le plus tôt possible et d'agir en conséquence. Plus vite il supprimera la cause, plus rapidement disparaîtront les lésions provoquées et aggravées par la présence du corps étranger, du calcul ou des productions de néoformation.

A-t-il affaire à une hyperhémie légère accompagnant la pierre, l'hygiène, le repos absolu, le régime lacté et l'extraction en auront facilement raison et la suture pourra être faite sans danger.

Mais le calcul est-il ancien, la muqueuse ulcérée, friable, les urines putrides ; ou bien l'examen des urines a-t-il révélé l'existence de fausses membranes, concrétions de pus et de débris épithéliaux, tapissant la face interne de la vessie ; la lésion est trop avancée et la suture n'aura guère de chances de réussir, car la plaie sera infectée et dans le dernier cas se couvrira de lambeaux membraneux qui entraveront la cicatrisation.

Avant donc que d'entreprendre toute opération, à la médication antiphlogistique, calmante et balsamique, on ajoutera des prises quotidiennes de biborate ou de benzoate de soude, d'iodoforme ou de salol pour aseptiser les urines. On fera des instillations intravésicales nitratées et ce n'est que quand ce traitement préliminaire aura modifié favorablement le liquide excrémentitiel qu'on tentera la taille hypogastrique avec suture.

Si avec les symptômes précédents, le malade a de l'agitation, de l'anorexie, des frissons, une fièvre à type rémittent, si son urine contient des cylindres, si le toucher rénal est douloureux, la glande elle-même est atteinte et les chances de succès de la suture sont encore plus aléatoires. On instituera toutefois le traitement préliminaire, et les troubles fonctionnels ont-ils cessé, l'urine est-elle redevenue normale, on pourra, mais alors seulement, tenter la suture en continuant la médication après l'opération.

L'inflammation vésicale compliquant un calcul, un néoplasme ou une tuberculose a-t-elle pour dominante l'exagération du phénomène douleur, est-elle *douloureuse* en un mot, l'indication formelle après la suppression de la cause est de laisser le viscère au repos ; la plaie vésicale sera donc drainée et non fermée.

La même conduite nous semble indiquée lorsque l'ablation d'un large néoplasme sessile nécessite un vaste champ opératoire cystique. Les eschares ou les caillots consécutifs à l'intervention trouveront une voie d'élimination par l'hypogastre.

Peut-être si la tumeur est diffuse, pourra-t-on, comme dans toute autre région, aller bien au delà des limites du mal, réséquer la paroi vésicale, la suturer, et suturer ensuite la plaie sus-pubienne de la vessie.

Les vieillards calculeux sont souvent atteints d'une

cystite par rétention de cause mécanique, due à l'hypertrophie de la prostate.

De plus chez eux la vitalité des tissus est singulièrement ralentie, de sorte que les prostatiques du moins, ne semblent pas justiciables de la suture.

La position abdominale de la vessie des enfants, l'élévation du cul-de-sac péritonéal (1) facilitent les manœuvres du chirurgien (Guyon).

Une vessie plus saine à cause de l'âge plus jeune de la pierre sont autant de conditions encore qui préparent le succès. D'après Iterson, cité par Bereskin, c'est au-dessus de 5 ans qu'entre ses mains la suture s'est montrée le plus efficace (2).

Enfin les lèvres de la plaie ont-elles été déchiquetées, et la vessie contusionnée par l'extraction d'un calcul très volumineux, la suture est contre-indiquée (3); il en est de même lorsqu'il y a doute sur l'asepsie opératoire ou des voies urinaires.

En résumé, les indications de la suture peuvent se formuler dans les propositions ci-dessous :

1° Vessie et reins sains.

2° S'il y a cystite ou pyélo-néphrite, on doit instituer un traitement antiseptique interne préalable.

3° Les urines sont-elles redevenues normales, le malade a-t-il conservé ses forces, on pourra la tenter après avoir donné à la plaie toute la netteté possible.

---

(1) A l'état de vacuité, 8 cent. au moins au-dessus du bord supérieur du pubis, jusqu'à 16 ans (Valette).

(2) Sur 33 opérés au-dessous de 5 ans, 7 décès.

   »   20 opérés au-dessus de 5 ans, 1 décès seulement.

(3) Obs. de MONOD, in *Bull. Soc. de chir.*, 1881 et de RIVINGTON, obs. 4.

Pour assurer le succès il ne suffit pas de pratiquer la suture en temps opportun, il faut encore la bien faire après une taille méthodiquement accomplie. L'exécution, délicate, nécessite toute l'habileté du chirurgien.

Nous supposons les voies urinaires préalablement aseptisées par le traitement interne, le pubis rasé, la région hypogastrique savonnée et désinfectée par la brosse imbibée de la solution sublimée, la vessie distendue convenablement avec de l'eau boriquée, le ballon de Petersen placé, les mains de l'opérateur et des aides propres, les instruments stérilisés, le malade endormi. Le chirurgien incise exactement sur la ligne blanche et par temps successifs les différentes couches, tombe juste dans l'interstice des muscles droits et, sans dévier, divise avec la même régularité le tissu cellulaire prévésical. Ces précautions sont indispensables pour avoir une coupe des tissus absolument nette, sans culs-de-sac ni anfractuosités, où, en cas d'insuffisance de la suture, l'urine pourra stagner, se décomposer, s'infiltrer et favoriser le développement des germes septiques avec toutes leurs redoutables conséquences.

Puis il reconnaît le péritoine pour l'éviter, et, suivant le conseil de Sklifosowsky et de Guyon, passe dans l'épaisseur de la paroi vésicale au niveau de chaque lèvre de la plaie abdominale deux forts fils de soie pliés en double qu'il confie à deux aides pour suspendre le viscère.

A ce moment il vide le ballon rectal pour se rendre compte de la position de l'organe après sa rétraction et du lieu où il le sectionnera pour que son ouverture coïncide avec la plaie de l'abdomen.

Les aides tendent alors les fils, le chirurgien ponctionne le réservoir et fait une incision proportionnelle aux dimensions du calcul mesuré au lithotriteur.

La pierre étant enlevée sans attrition des bords de la section, le doigt ou mieux l'œil aidé de l'endoscope électrique ou à son défaut du miroir frontal, vérifiera l'état de la vessie pour savoir si la réunion est indiquée. On procède ensuite à la suture.

La discussion au sujet du fil à employer, soie ou catgut, est loin d'être close. Pour notre part, nous préférons le catgut n° 0 ou 1. La matière qui le compose et les tissus sont homogènes, il les irrite et les coupe moins. Nos observations prouvent sa supériorité sur la soie et d'après nos expériences il ne se résorbe guère avant le dixième jour. Ce laps de temps est plus que suffisant pour la réunion *per primam*. A quoi bon alors une substance qui maintiendrait au delà de 10 jours l'accolement artificiel des lèvres de la plaie, puisque celle-ci, pour se réparer, est forcément vouée à la suppuration et partant à la perméabilité ? Nous rejetons toutefois le catgut phéniqué ; les nombreux exemples d'infection qu'il a causés, colligés par Brünner de Zurich (1889), les cultures riches en bactéries qu'en a obtenues ce praticien, justifient amplement notre prudence. Le catgut au sublimé ou celui préparé à la chaleur sèche par la méthode de Reverdin, sont stériles. On se servira d'aiguilles courbes mousses, elles pénètrent dans les tissus en les écartant et non en les dilacérant comme les aiguilles à angles tranchants.

Que l'on opte pour les procédés qui ont déjà fait leur preuve, pour celui de Tiling qui comprend un plan profond en dehors de la muqueuse et un plan superficiel d'un fil continu ; pour celui de Géza d'Antal, avivement en entonnoir et adossement de larges surfaces cruentées de la musculeuse avec deux plans de suture comme l'a fait Pilcher ; ou pour le procédé de Lucas-Championnière et de Bassini consistant en deux adossements sans avivement (ou mieux, pensons-nous, avec avivement à plat) au-dessus d'un premier plan destiné à affronter les deux lèvres.

Ou bien encore que l'on choisisse une des méthodes que leur application heureuse sur les animaux rend recommandables, à savoir :

Le mode dérivé du procédé de M. Chaput pour les anciens anus contre nature, mode que nous appelons « par avivement muqueux au bistouri » adossant les faces profondes de la musculeuse.

Ou celui de Brenner, de Vienne, « en coulisse » remarquable par l'épaisseur de la cicatrice. Toujours, disons-nous, quelle que soit la méthode, il faudra que les points soient très rapprochés et distants de 3 millim. au plus.

On aura soin aussi de prolonger la réunion au delà des angles de la plaie.

En aucun cas, les fils ne traverseront la muqueuse

pour éviter l'accident survenu à Gussenbauer (1) : dépôts lithiques sur les fils de soie et fistule consécutive.

Dans la suture après « avivement muqueux » les fils sont préservés du contact de l'urine par les deux arôtes de la muqueuse à la limite de l'avivement.

La suture de Gely, trop compliquée, ne doit pas être employée.

En général l'exécution de la suture est assez facile à moins qu'il ne s'agisse d'individus polysarciques : la surcharge graisseuse de la paroi abdominale rend alors la vessie peu ou point abordable.

A en croire Lindner, la vessie est aisément accessible sans colpeurynter, aussi a-t-il banni le ballon rectal qui d'après lui gêne la circulation vésicale.

Si la suture a été conduite comme nous venons de le dire, on peut se dispenser de l'épreuve de la distension plus nuisible qu'utile par les mouvements qu'elle imprime à des parties qui pour bien se réunir ont besoin du repos le plus absolu.

La plaie de la vessie est suturée ; fermera-t-on entièrement la paroi abdominale comme l'ont fait avec succès d'ailleurs, Lotzbeck (1856) et Parker (1886)?

Naguère, la réponse affirmative eût été qualifiée d'hérésie. Cependant quand les organes génito-urinaires sont sains, la suture vésicale rigoureusement hermétique, l'hémostase complète, quand l'intervention a été absolument aseptique, on pourra à l'exemple de M. le Dr Tuffier (obs. I), fermer complètement l'hypogastre, barrer

(1) Quinzième congrès des chir. all., in *Centralb. f. Chir.*, 1886.

saini la porte à toute inoculation microbienne consécutive au déplacement, au renouvellement du pansement ou à toute autre manœuvre post-opératoire, et éviter à coup sûr une fistule à la place qu'occuperait le drain.

Mais manque-t-il une seule des conditions précitées, ce n'est plus la rapidité mais la sécurité de la guérison qui devient l'objectif principal. Alors il est sage de laisser une soupape de sûreté par laquelle pourront s'écouler les produits septiques et l'urine en cas d'insuffisance plus ou moins tardive de la suture. L'incision abdominale ne sera donc suturée que partiellement, de manière à permettre le drainage prévésical.

Si le chirurgien est inquiet, il aura le droit comme Lindner et Mickulicz de tamponner la cavité de Retzius avec de la gaze iodoformée, en veillant sur une intoxication possible ainsi qu'en témoigne un cas de Lindner (obs. 7).

Keyes pour plus de sécurité encore combine le drainage périnéal avec le drainage abdominal. Un doigt dans le rectum, un cathéter dans l'urèthre, il incise le périnée et l'urèthre au niveau du bec de la prostate, et y introduit une sonde rouge n° 30 à l'aide d'un stylet aiguillé.

Pansement : Iodoforme ou salol, ouate hydrophile aseptique ou charpie de bois sublimée, compression méthodique.

En se conformant à ces préceptes, netteté de la plaie opératoire « sans clapier ni feuilletage » (1), fils suspen-

____

(1) DE SAINT-GERMAIN. *Chirurg. des enfants.*

seurs de la vessie, asepsie des voies urinaires par le traitement interne, soupape de sûreté en cas de faute commise contre la méthode listérienne ou la technique de la suture, il est possible, nous en sommes convaincu, d'éviter cette terrible complication de la taille sus-pubienne, le phlegmon pelvien. Dans ces dernières années, nous n'avons pu en relever aucun exemple consécutif à la suture, et dans l'avenir, ils seront plus rares encore.

SOINS CONSÉCUTIFS

Le traitement post-opératoire consiste à mettre la vessie au repos et à préserver la plaie du contact de l'urine, jusqu'à ce que la cicatrice soit assez résistante pour supporter les contractions du viscère.

Pour atteindre ce double but, deux moyens sont à la disposition du chirurgien : la sonde à demeure et le cathétérisme intermittent ; l'un et l'autre ont des avantages et des inconvénients.

La sonde à demeure vide constamment le réservoir de son contenu et garantit le repos de l'organe, mais pénètre-t-elle trop profondément, de l'urine stagne dans le bas-fond, et une contraction réflexe intempestive peut expulser le cathéter.

Parfois les yeux de la sonde se remplissent de mucus et de triphosphate ammoniaco-magnésien, et la suture éclate par rétention (obs. 38, Cavazzani).

Ce danger peut être évité par un changement fréquent de la sonde à demeure.

Le libre écoulement des urines est assuré par l'emploi d'une sonde dont la portion vésicale largement ouverte sur une grande longueur rend impossibles son obstruction par les concrétions ou son insuffisance par pénétration trop profonde.

Le cathétérisme intermittent n'expose pas les opérés

comme la sonde à demeure, à de la congestion cystique, de plus il est mieux toléré.

Mais par contre, quelle que soit sa fréquence, le bas-fond n'est jamais complètement asséché, et la plaie peut être lésée s'il n'est pas pratiqué avec toute la douceur voulue ou si la sonde est trop rigide.

Il nécessite donc la présence du chirurgien ou d'un aide expérimenté.

S'il est confié à des personnes étrangères à la science, la suture risquera en outre d'être inoculée par l'introduction dans la vessie d'éléments parasitaires, et on aura à redouter l'évolution ultérieure d'une cystite et d'une néphrite suppurée.

A moins donc que d'être intelligemment secondé par un suppléant sous la garde duquel est placé le patient, l'opérateur donnera la préférence à la sonde à demeure qui, dans les cas d'extirpation de tumeur, assurera encore par un drainage permanent, la sortie des liquides ou autres produits pathologiques émanés des surfaces traumatiques.

Il aura soin de la fixer de peur qu'un spasme ne la chasse hors de la cavité (obs. de Bond, 8, d'Orlowsky, 15).

Combien de temps maintiendra-t-on la sonde à demeure? L'accord des chirurgiens n'est pas fait à cet égard. Dennis est d'avis de la laisser pendant les premières 24 heures. Pilcher l'enlève le 9ᵉ jour, Franks recommande de ne jamais la relever avant le 7ᵉ, car la suture peut encore céder à la fin de la première semaine. Dans un cas de Kümmel, on l'enleva contre son gré le

5° jour, et il y eut une fistule, aussi, dans une autre observation ne la supprima-t-il que le 14ᵉ jour. Nous pensons qu'une dizaine de jours est indispensable pour que la cicatrice acquière toute sa résistance; la miction volontaire n'aura plus alors de conséquence fâcheuse.

Quelques-uns comme Monrœ Thomas et Lindner, pour éviter les causes d'irritation et d'infection microbienne rejettent et la sonde à demeure et le cathétérisme. Sur quatre opérés de Lindner, un seul n'a été sondé qu'une seule fois. Les autres ont uriné librement dès les premiers instants. Ces 4 malades, 2 enfants, 1 adolescent, 1 homme de 54 ans ont mis au plus trois semaines à guérir.

Bassini et Corradi ne sont pas partisans de la sonde à demeure, ils engagent l'opéré à uriner souvent, et s'il ne le peut, alors seulement ils ont recours au cathétérisme répété toutes les deux ou trois heures. Cette méthode n'est applicable que quand le chirurgien a l'intime conviction de la solidité de son mode de suture.

Si pour les raisons exposées au précédent chapitre, on a été contraint de recourir à la suture partielle de la paroi abdominale, quelle sera la durée du drainage prévésical? Bassini le supprime le 3ᵉ jour, d'autres le 4ᵉ, 5ᵉ, 8ᵉ ou 10ᵉ. A supposer que la suture ait cessé d'être hermétique, il n'est urgent que durant la période nécessaire à la formation d'adhérences, faisant obstacle à l'infiltration urineuse. Il peut donc être enlevé sans danger vers le 5ᵉ jour, alors le décubitus latéral ou abdominal faciliteront l'écoulement de l'urine.

On interdira tout effort au malade et on le placera

dans une salle à température constante pour lui épar-
gner les brusques variations de température qui pourraient lui occasionner des quintes de toux nuisibles à la
suture (cas de Lindner, 7).

Le pansement sera surveillé pour être changé chaque
fois qu'il aura été souillé.

On substituera aux injections boriquées qui disten-
dent la vessie, les lavages faits au moyen de l'urine elle-
même aseptisée par la médication antiseptique interne à
dose active pour être efficace.

Grâce à ces précautions, la réparation sera plus sûre,
et, s'il n'y a pas réunion par première intention, les
suites seront bénignes.

VALEUR DE LA SUTURE

Le *Bulletin de la Société de chirurgie* de 1881 publie
trois observations de suture vésicale par M. Ch. Monod.
Dans la première, au quinzième jour, la guérison était
presque complète, il ne restait plus qu'une fistule abdo·
minale dans laquelle on injecta de la teinture d'iode. Un
érysipèle se déclara et le malade périt. Dans la deuxième,
la suture totale de la vessie et partielle de l'abdomen
furent pratiquées, malgré la contusion et la déchirure
qui nécessita l'extraction d'un calcul volumineux comme
le poing, et au cinquième jour, le malade mourut d'infection putride. Le dernier patient à qui on avait suturé
entièrement le ventre périt dans le coma le cinquième
jour, et à l'autopsie on ne trouva ni infiltration d'urine,
ni péritonite, mais un foyer de pus dans l'espace prévésical.

Ces trois cas malheureux étaient bien faits pour dé-
courager les chirurgiens français, cependant l'échec est-il
bien imputable à la suture ? Le premier cas est hors de
cause, puisque le malade a été emporté par un érysipèle
durant la convalescence, mais les deux autres ne démon·
trent-ils pas la septicité de la plaie opératoire ?

La statistique de M. le D' Tuffier, en 1884, n'était pas
plus encourageante ; sur un total de 22 observations,
elle ne comprend que deux réunions par première inten-

tion, soit 9 0/0. Trois malades ont succombé rapidement par suite d'infiltration purulente sous-péritonéale, un fut atteint d'abcès prostatique, mais guérit.

Mais le pronostic de la réunion vésicale est radicalement changé depuis la connaissance plus approfondie de la technique de la suture et de la méthode listérienne. Nous n'en voulons pour preuve que les statistiques rapportées au chapitre des procédés opératoires, et que nous nous permettons de rappeler.

Statistique de Schmitz	1886	Réunions par 1re intention	31 0/0
— Bereskin	1886	—	— 95 0/0
— Meyer	1886	—	— 89 0/0
— Couvée	1887	—	— 77,27 0/0
— Bassini	1887-90	—	— 66,66 0/0

Les 47 observations de suture vésicale que nous avons pu recueillir dans les dix dernières années comprennent 2 morts, 14 écoulements d'urine par la plaie et 31 réunions *per primam*, soit 65,95 0/0.

Les deux morts ne se sont pas produites du fait de la suture, la première (obs. 3) est due à une syncope chez un vieillard de 81 ans ; la deuxième (obs. 4) a été causée par une pyélo-néphrite constatée à l'autopsie chez un homme de 61 ans.

La durée moyenne du traitement a été de 17 jours 93 pour les réunions immédiates et de 26 jours 5 après filtration d'urine. La cicatrisation avec les tubes de Périer exigeant 40 jours environ, on gagnerait avec la suture dans le premier cas, 22 jours 07 et dans le deuxième, 13 jours 5.

Les 47 observations en contiennent 5 où la suture a été faite pour des blessures du viscère dans le cours d'une opération. Si on défalque ceux-ci du chiffre total, il en reste 42 où la taille hypogastrique a été pratiquée. Dans ces 42 cas sont compris les deux décès déjà signalés et 13 écoulements d'urine seulement, car une suture consécutive à la cure d'une cystocèle inguinale (obs. 44) a laissé échapper un peu de liquide.

D'où, sur 42 tailles hypogastriques avec suture vésicale, 27 réunions immédiates, soit 64.28 0/0.

Nous notons pour les 8 cas de tumeurs ou tuberculoses vésicales, 4 réunions immédiates, et 4 réparations après issue d'urine, malgré tout la restauration a été rapide.

Les 11 sutures pratiquées sur les enfants comptent 11 guérisons *per primam* : une seule a été perméable (obs. 30), mais cet incident n'a pas empêché que la réparation ne fût complète au vingtième jour.

L'écoulement de l'urine a lieu vers le cinquième jour, alors que les adhérences ont déjà rendu toute infiltration impossible.

Ces résultats peuvent donc soutenir avec avantage la comparaison avec ceux que donne la méthode rivale. Ils ont été obtenus quoique l'état général ou celui de l'appareil génito-urinaire fussent souvent loin d'être satisfaisants. Dans nombre d'observations, en effet, on trouve de la cystite (9), de l'hypertrophie de la prostate (5), des urines albumineuses, sanguinolentes (34), muco-purulentes (22), de la fièvre (16), des coliques néphrétiques (13), des parois vésicales friables, de l'obésité, de l'intoxication iodoformique (7), du rachitisme avec anémie (32).

Une observation (26) est remarquable par ce fait qu'il y

a eu réunion par première intention, malgré une scarlatine intercurrente : pyrexie qui prédispose aux suppurations et a une prédilection marquée pour le rein.

De ces exemples, il résulte qu'avec l'antisepsie la réunion après la suture est possible, même quand l'état constitutionnel ou les voies urinaires sont sérieusement atteints ; il ne doivent cependant pas illusionner le chirurgien ni l'autoriser à se départir de la ligne de conduite prudente tracée ailleurs (voir Indications).

« *Quels sont les avantages de la suture ?* » Lorsqu'on emploie les tubes de Périer, avec suture partielle de la vessie, l'urine s'écoule par le siphon, mais la sonde à demeure ne fonctionne pas durant un septénaire environ, c'est-à-dire jusqu'à ce que la plaie du réservoir soit en partie comblée.

Parfois les tubes sont insuffisants, l'urine suinte entre eux et la paroi vésicale et baigne la plaie hypogastrique.

Ils retardent la cicatrisation de la plaie viscérale dont la réparation est rapide quand les lèvres en sont parfaitement accolées.

La suture vésicale rétablit immédiatement la fonction du réservoir, elle permet dès les premiers instants l'évacuation de l'urine ou spontanément ou par l'intermédiaire du cathéter.

Elle met la vessie à l'abri des parasites et hâte la guérison même quand elle cesse d'être hermétique.

La cicatrice est plus résistante qu'aucune autre partie.

Est-elle rationnellement accompagnée de la suture complète de la paroi abdominale, la durée totale de la réparation est celle de toute autre plaie fermée sans drainage, et l'éventration ultérieure est plus facilement empêchée.

Le vrai moyen d'éviter toute cause d'infection, lorsque l'asepsie est parfaite et la vessie en bon état, serait d'associer à la suture complète de la plaie vésicale et abdominale l'abstention de tout sondage. C'est là le véritable idéal de la taille hypogastrique qui sera réalisé peut-être dans l'avenir.

CONCLUSIONS

I. — La suture vésicale après la taille hypogastrique, presque abandonnée en France jouit d'une grande faveur à l'étranger.

II. — Le pronostic de la suture est complètement changé depuis que sa technique et la méthode de Lister sont mieux connues.

III. — Son application exige les conditions suivantes : vessie et reins sains, netteté de la plaie abdominale et vésicale, suspension du viscère et asepsie opératoire rigoureuse.

Toutefois lorsque les lésions des voies urinaires sont minimes, on peut la tenter après avoir fait subir au patient un traitement antiseptique interne efficace.

IV. — Les fils de soie et de catgut donnent de bons résultats. Cependant le catgut semble préférable parce qu'ils est mieux toléré ; la cicatrisation a le temps de s'effectuer car il ne se résorbe pas avant le 10ᵉ jour.

Les fils seront distants de 3 millim. au plus.

En aucun cas ils ne traverseront la muqueuse pour éviter qu'ils ne se couvrent de concrétions calcaires, ne produisent des fistules à leur niveau et ne deviennent le noyau de calculs.

V. — Les procédés opératoires actuels ferment hermétiquement la vessie pourvu qu'ils soient bien exécutés.

Les procédés de choix sont : 1° celui de Tiling; 2° celui de Géza d'Antal ; 3° celui de Lembert ou de Vincent pour les plaies intra-péritonéales.

Pour plus de sûreté, on peut, à l'exemple de Lucas-Championnière et de Bassini, adosser la face externe de la vessie une ou deux fois à elle-même, au-dessus des sutures profondes, afin de les protéger.

L'expérimentation rend l'usage de la « suture en coulisse » de Brenner et de la « suture après avivement muqueux au bistouri » très recommandable.

Dans cette dernière suture les fils sont préservés du contact de l'urine par les deux arêtes de la muqueuse à la limite de l'avivement. C'est la première fois qu'elle a été employée pour la réunion des plaies vésicales.

VI. — Avec un appareil génito-urinaire et une intervention chirurgicale exempts de tout micro-organisme, il est possible de suturer entièrement la vessie et la plaie abdominale et d'obtenir ainsi, comme M. le Dʳ Tuffier, une réunion complète *per primam*.

Lorsque l'asepsie ou la solidité de la suture laisse à désirer, il est prudent de ne fermer que partiellement la plaie abdominale.

La sécurité sera acquise par le drainage de la cavité de Retzius ou son tamponnement avec de la gaze iodoformée.

Si la suture cesse d'être hermétique, ce sera vers le

5e jour, alors les adhérences empêcheront l'infiltration urineuse, et le liquide pourra s'écouler sans danger.

VII. — Bien que la suture rétablisse immédiatement la fonction de la vessie et que l'expérimentation et la clinique démontrent que le sondage n'est pas indispensable, on mettra cependant le viscère au repos par le cathétérisme permanent ou intermittent d'une propreté absolue.

Les lavages de la vessie se feront d'eux-mêmes à l'aide de l'urine aseptisée par le rein.

VIII. — La suture du réservoir est le plus sûr moyen d'éviter l'infiltration urineuse et une fistule vésicale.

Sauf incident, la cicatrisation très avancée au 2e jour est complète au 5e ; elle a lieu surtout par l'intermédiaire du tissu conjonctif sous-muqueux et interfasciculaire.

Quand la vessie se réunit *per primam*, la durée totale du traitement est en moyenne de 18 jours, et de 26 jours après filtration d'urine.

Même dans ce dernier cas la guérison est de beaucoup plus prompte qu'avec la méthode rivale.

IX. — La réunion par première intention réussit environ 64,28 0/0 (moyenne de 1880 à 1890).

X. — La cicatrice est plus résistante et aussi extensible qu'aucune autre partie de la vessie.

XI. — Après l'ablation d'un lambeau de muqueuse du sommet du viscère, la régénération s'opère dans une quinzaine de jours.

Lorsque l'excision de la muqueuse est péri-urétérale, la restauration semble plus rapide, mais il est à craindre que le travail cicatriciel ne produise une atrésie de l'uretère et partant une néphrite interstitielle.

La suture des bords de la perte de substance intra-vésicale hâte la réparation.

XII. — En ne touchant pas aux uretères on peut sans péril réséquer de larges portions de la vessie et suturer les deux lèvres de la brèche.

INDEX BIBLIOGRAPHIQUE

Ausmuth. — *St-Petersb. med. Woch.*, 1886, n° 47.

Bassini. — 7e Réunion de la Soc. ital. de chir. à Florence. *Sem. méd.*, 9 avril 1890.

Baudon. — *Bull. de la Soc. méd. du Nord*, 1875.

Bazy. — *Gaz. des hôp.*, 26 mars 1889, et *Médecine mod.*, 1890.

Bereskin. — *Centralb. f. chir.*, 1887, n° 22, p. 420.

Bergmann. — *Centralb. f. chir.*, 1884, n° 46.

Blum. — *Arch. gén. méd.*, juillet 1888.

Bond. — *Lancet*, 5 février 1887, et *Lancet*, 10 août 1889, p. 260.

Bouilly. — Art. Taille, in *Dict. Jaccoud*.

Bouisson. — *Gaz. méd.*, 1867.

Bouley. — Thèse Paris, 1883.

Brenner. — *Arch. f. Klin. chir.*, XXXV, p. 33, 1887.

Broussin. — Thèse Paris, 1882.

Brünner. — *Centralb. f. chir.*, n° 49, 1889.

Bruns. — *Beiträge zur Klin. chir.* Bd II. Hft 3.

Cavazzani. — *Sperimentale*, fascic. 5, 1887.

Chauvel. — Art. Cystotomie, in *Dict. Dechambre*.

Corona. — *Annali universali di med.*, juillet 1886.

Corradi. — *Sem. méd.*, 9 avril 1890.

Couvée. — *Centralb. f. chir.*, 1887.

Croft, J. — *Lancet*, 15 décembre 1888.

Delagenière et Monod. — *Rev. de chir.*, sept. 1889.

Dennis. — *Med. news*, 1887.

Duchastelet. — *Rev. de chir.*, 1883.

Dulles. — *American Journ. of med. Sc.*, 1875.

Duplay et Follin. — *Traité de pathol. ext.*

Dupont. — *Rev. de la Suisse Romande*, 1888.

Falchi Arimondi. — *Annali univ. di med.*, juillet 1886.

Fischer. — *Arch. f. Klin. chir.*, n° 27, 1882.

Flury. — Thèse de Tubingen, 1879.

Francks, K. — *Acad. roy. de méd. d'Irlande*, juin 1888.

Garoin. — Thèse Strasbourg, 1884.

Géza d'Antal. — *Centralb f. chir.*, 1885.

Gross. — *Sem. méd.*, 27 octobre 1886.

Guiart. — *Ann. des mal. des org. génit. ur.*, 1887.

Gussenbauer. — *Centralb. f. chir.*, 1886.

Guyon. — Leç. clin. sur les mal. des voies urin. *Rev. chir.*, 1886. *Gaz. d. hôp.*, 27 mai 1890.

Hache. — Art. Vessie, 1884, in *Dict. Dechambre*.

Holmes, T. — *Lancet*, 10 août 1889.

Howe, J. — *New-Y. med. J.*, 17 février 1883.

Irschiok. — *Centralb. f. chir.*, 1887, n° 22, p. 420.

Iterson. — *Centralb. f. chir.*, 1887.

Julliard. — *Rev. méd. de la Suisse Romande*, III, page 27, 1883.

Keyes. — *Journ. of cutaneous and genito-urinary diseases*, juillet 1887.

Kispert. — *Centralb. f. chir.*, 1881.

Kœnig. — *Congrès des méd. all. à Berlin*, 24-27 avril 1890.

Kramer. — *Archiv. f. Klin. chir.*, XXVIII, 1883.

Kümmel. — *Deut. med. Woch.*, 1887, n° 5.

Lange. — *Med. news Philadelp.*, 1886, t. 49, p. 639.

Lesur. — Thèse, Paris, 1888.

Lindner, H. — *Deut. med. Woch.*, 1888, n° 24.

Lotzbeck. — *Deut. Klin.*, t. XV, 1858.

Makawejew. — *Wratsch*, n°s 12 et 13, 1884.

Maltrait. — Thèse de Lyon, 1881.

Maximow. — *Annal. der chir. Gesellsch. in Moskau*, 1885.

Meyer. — *Centralb. f. chir.*, n° 24, 1886.

Mickulicz. — *Wiener med. Presse*, n°s 42, 52, 1885.

Milliot. — *Gaz. médic.*, 1875.

Monod, Ch. — *Bull. Soc. chir.*, 1881, et *Rev. de chir.*, septembre 1889.

Monroe, Th. — Philadelphia, 1887.

Nixon. — *Acad. roy. de méd. d'Irlande*, juin 1888.

Orlowsky. — *Deuts. Zeitschriff f. chir.*, 1885, p. 152.

Parker. — *Lancet*, juillet 1886.

Pilcher. — *New-Y. med. Journ.*, 26 décembre 1885.

Pinel-Grandchamp. — *Arch. génér. de méd.*, 1826.

Preneux. — Thèse de Lyon, 1885.

Reverdin. — *Ann. des mal. des org. génito-urin.*, janvier 1886.

Rivington. — *Med. chir. transact.* London, 1886.

Saenger. — *Soc. allem. de Gynécol.*, 1888.

Schmitz, Arn. — *Arch. f. Klin. chir.* Bd XXXVIII, Hft 2, 1886.

Schwartz. — *Bull. Soc. chir.* T. XV, 1889.

Sée, M. — *Rev. de chir.*, 1887.

Segond. — *Bull. Soc. chir.* T. XV, n° 4, 1889.

Sklifosowsky. — *Centralb. f. chir.*, 1885 et 1887, n° 22.

Swain. — *Lancet*, 1880. T. I.

Tiling. — *St. Pétersb. med. Woch.*, 16 janv. 1886.

Tisseire. — *Gaz. méd. de Paris*, 1859.

Troquart. — *Journ. de méd. de Bordeaux*, 20 mars 1887.

Tuffier. — *Ann. des mal. des org. génit. urin.*, 1884.

Ultzmann. — *Wien. med. Presse*, 1879.

Verneuil. — *Bull. Soc. chir.*, 1883.

Vincent. — *Rev. de chir.*, 1881.

Violano. — *Annali universali di med.*, juillet 1886.

Watson. — *Boston med. and surg. Journ.*, nov. 1887, p. 421.

Zancarol. — *Bull. Soc. chir.*, 1885.

Zezas. — *Arch. f. Klin. chir.*, XXVIII, 1883.

Znamensky. — *Central. f. chir.*, 1884, et *Arch. f. Klin. chir.* Bd XXXI, Hft 3, p. 599.

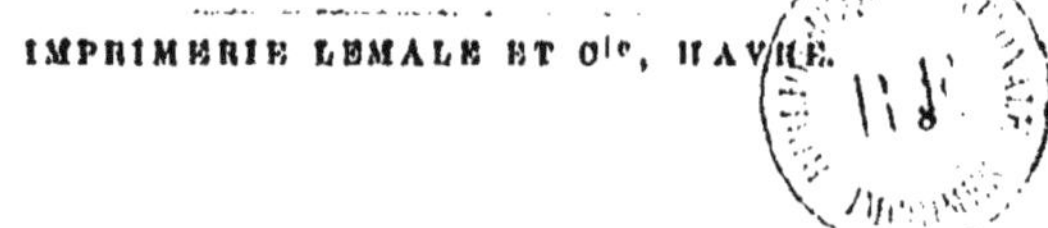
IMPRIMERIE LEMALE ET Cie, HAVRE.

D.

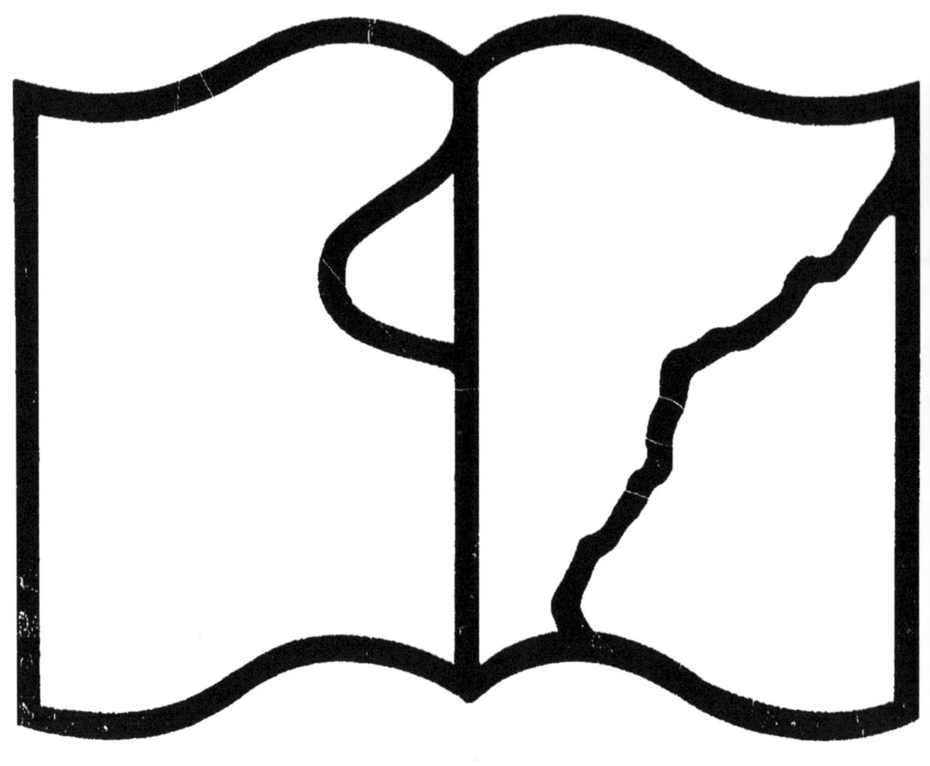

Texte détérioré — reliure défectueuse

NF Z 43-120-11

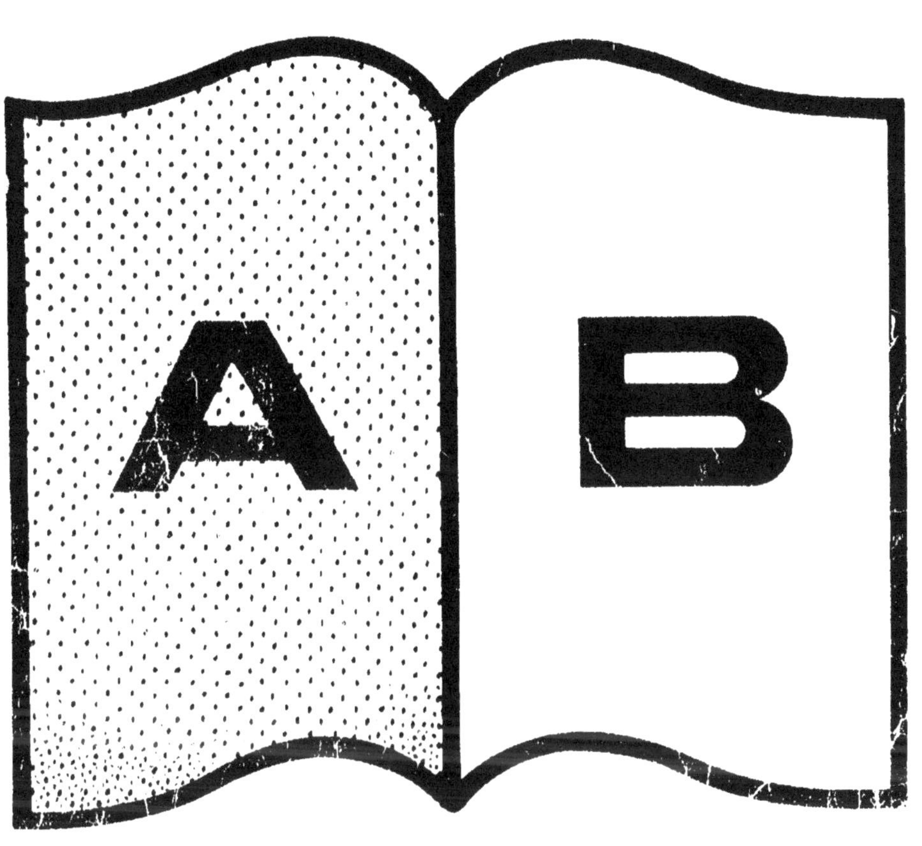

Contraste insuffisant

NF Z 43-120-14